整形外科看護
The Japanese Journal of Orthopaedic Nursing
2018春季増刊

決定版 もう苦手とは言わせない

# まるごと骨折 これ1冊

塩田直史 編
岡山医療センター 整形外科・リハビリテーション科医長

メディカ出版

# 編者のことば

「整形外科は骨折に始まり骨折に終わる」。骨折治療は整形外科にとってもっとも基本となる分野です。患者は、突然訪れたアクシデントによって、突然日常では考えられないような入院・手術などのイベントが訪れ、困惑し不安でいっぱいな状況となります。そのようなときに、患者のいちばん近くにいる看護師の皆さんが寄り添い回復まで介助していくことは、医療において非常に大きな役割を果たしていることは言うまでもありません。

しかし、現実ではどうでしょう。多くの患者が、あっという間に目の前を通り過ぎているのではないでしょうか。そのなかでは、いろいろな合併症が生じたり、トラブルに巻き込まれる場合もあるでしょうし、非常に順調な経過であっても患者自身は不安に思っている場合もあると思います。このような場合に、早期に合併症を察知し対策を講じること、また、この先患者に行われる医療を的確・詳細に説明することができるならば、皆さんの看護の質を一段階進化させることができると思います。

今回は、いままさに日本の最前線で骨折治療を行っている先生方に、医療スタッフに知っておいてもらえるとさらに助かる・ぜひ共有したい内容について執筆していただいております。この場をお借りして、ご執筆いただいた先生方に御礼申し上げたいと思います。

本書は、あらゆる骨折の基本から応用治療、日常のケアからリハビリテーションまで「まるごと骨折」を網羅した内容と自負しております。なるべく多くの画像や解剖図を使い、さらには文章の要点にはハイライトを敷くなど、「見た目でわかりやすい」を考え取り組みました。若手のみならず、ベテランの看護師、さらにはリハビリテーションのスタッフ、初期から後期研修医にまで、きっとお役立ていただけることと思います。本書が皆さんの骨折治療レベルをもう一歩進化させる「決定版！」となることを切に願い期待しております。

岡山医療センター 整形外科・リハビリテーション科医長　**塩田直史**

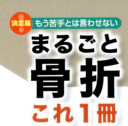

# CONTENTS

巻頭付録：骨折MAPシート
編者のことば ... 3
執筆者一覧 ... 6

## 第1章　骨折総論
1　骨のつくり（構造） ... 8
2　骨が治るしくみ ... 12
3　骨折の分類 ... 17
4　骨折の治療法 ... 27

## 第2章　骨折のきほんケア
1　創傷ケア ... 34
2　包帯法 ... 38
3　ギプス固定・ギプスカット ... 43
4　シーネ固定 ... 48
5　創外固定 ... 50
6　直達牽引 ... 54
7　介達牽引 ... 57

## 第3章　上肢の骨折
1　鎖骨骨折 ... 60
2　上腕骨近位端骨折 ... 66
3　上腕骨骨幹部骨折 ... 72
4　肘関節周囲骨折（成人） ... 76
5　前腕骨骨折 ... 89
6　橈骨遠位端骨折 ... 93
7　手指の骨折 ... 98
8　上肢の骨折後のケア ... 106
9　上肢の骨折後のリハビリテーション ... 113

## 第4章　下肢の骨折
1　大腿骨頚部骨折 ... 120
2　大腿骨転子部骨折 ... 124
3　大腿骨骨幹部骨折 ... 128
4　膝関節の骨折 ... 133
5　脛骨骨幹部骨折 ... 142
6　足関節の骨折 ... 146
7　足部の骨折 ... 153

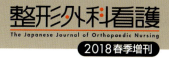

  8 下肢の骨折後のケア  **162**
  9 下肢の骨折後のリハビリテーション  **170**

## 第5章　脊椎の骨折
  1 脊椎損傷（外力による脊椎の骨折や脱臼）  **178**
  2 脊椎椎体骨折（脊椎圧迫骨折）  **184**
  3 脊椎の骨折後のケア  **187**
  4 脊椎の骨折後のリハビリテーション  **191**

## 第6章　子どもの骨折
  1 子どもの骨と大人の骨  **194**
  2 肘関節の骨折  **197**
  3 大腿骨骨幹部骨折  **203**
  4 子どもの骨折後のケア  **207**
  5 子どもの骨折後のリハビリテーション  **210**

## 第7章　重症度の高い骨折
  1 骨盤骨折  **214**
  2 多発骨折  **230**
  3 開放骨折  **237**

## 第8章　骨折の合併症　予防と対応法
  1 コンパートメント症候群・フォルクマン拘縮  **246**
  2 ギプス障害  **250**
  3 神経麻痺・神経損傷  **254**
  4 動脈損傷  **258**
  5 深部静脈血栓症  **263**
  6 関節拘縮  **268**
  7 疼痛・複合性局所疼痛症候群  **271**
  8 感染/骨髄炎  **276**
  9 偽関節/遷延癒合  **281**

INDEX  **286**

# 執筆者一覧

◆ **編集** **塩田直史** 岡山医療センター 整形外科・リハビリテーション科医長

◆ **1章1〜2**
**木全則文** 旭労災病院 整形外科部長

◆ **1章3〜4**
**上田泰久** 札幌徳洲会病院 外傷センター部長

◆ **2章1**
**福田真実** 岡山医療センター 10A病棟
**豊嶋 茜** 同 10A病棟

◆ **2章2**
**藤本 唯** 岡山医療センター 7A病棟
**村岡千亜希** 同 7A病棟

◆ **2章3〜4**
**田村公一** 岡山医療センター 整形外科

◆ **2章5**
**西井雄作** 岡山医療センター 手術室副看護師長

◆ **2章6〜7**
**金澤智子** 岡山医療センター 整形外科

◆ **3章1〜3**
**寺田忠司** 福山市民病院 整形外科科長

◆ **3章4〜5**
**森谷史朗** 岡山済生会総合病院 整形外科医長
**今谷潤也** 同 整形外科診療部長

◆ **3章6〜7**
**長尾聡哉** 板橋区医師会病院 整形外科部長／
日本大学医学部 整形外科学系
整形外科学分野兼任講師

◆ **3章8**
**西井幸信** 近森病院 整形外科部長
**鍋島千佐** 同 6B病棟主任
**大黒 唯** 同 6B病棟

◆ **3章9**
**唐澤善幸** 総合大雄会病院 整形外科臨床副院長

◆ **4章1〜2**
**前原 孝** 香川労災病院 整形外科部長

◆ **4章3**
**峰原宏昌** 北里大学医学部 整形外科学／
救命救急医学講師

◆ **4章4**
**山川泰明** 岡山大学 地域救急・災害医療学講座助教
**野田知之** 同 運動器外傷学講座教授

◆ **4章5**
**松浦晃正** 北里大学医学部 整形外科学講師

◆ **4章6〜7**
**依光正則** 岡山労災病院 整形外科副部長

◆ **4章8**
**西井幸信** 近森病院 整形外科部長
**中岡久与** 同 6B病棟
**坂口あゆみ** 同 6B病棟

◆ **4章9**
**唐澤善幸** 総合大雄会病院 整形外科臨床副院長

◆ **5章1〜2**
**内野和也** 川崎医科大学 整形外科臨床助教
**中西一夫** 同 整形外科副部長

◆ **5章3**
**西井幸信** 近森病院 整形外科部長
**友草杏里** 同 6B病棟

◆ **5章4**
**唐澤善幸** 総合大雄会病院 整形外科臨床副院長

◆ **6章1〜3**
**松村福広** 自治医科大学 整形外科講師

◆ **6章4**
**西井幸信** 近森病院 整形外科部長
**中川里奈** 同 6B病棟

◆ **6章5**
**唐澤善幸** 総合大雄会病院 整形外科臨床副院長

◆ **7章1〜3**
**普久原朝海** 新潟大学医歯学総合病院
高次救命災害治療センター助教

◆ **8章1〜2**
**宮本俊之** 長崎大学病院 外傷センター准教授

◆ **8章3〜4**
**前川尚宜** 奈良県立医科大学 救急医学講座講師

◆ **8章5〜6**
**土井 武** 岡山赤十字病院 整形外科副部長

◆ **8章7〜9**
**二村謙太郎** 湘南鎌倉総合病院 外傷センター医長

# 第 1 章

# 骨折総論

| | |
|---|---|
| 1 骨のつくり（構造） | 8 |
| 2 骨が治るしくみ | 12 |
| 3 骨折の分類 | 17 |
| 4 骨折の治療法 | 27 |

# 1 骨のつくり（構造）

旭労災病院 整形外科部長　**木全則文**

## 骨の機能

　骨は体の支持、ミネラルの貯蔵庫、造血組織としての役割をもっています。骨の支持によって体は重力下での形態を維持し、付着する筋肉の作用によって運動が可能となります。また、カルシウムなど各種ミネラルの最大の貯蔵庫としての役割をもち、ホルモンの作用によって骨からのミネラルの放出が行われ、血中ミネラルの恒常性が保たれています。さらに骨髄には造血幹細胞が存在し、造血の場となっています。

## 骨の形態

　骨の形態は長管骨、扁平骨、短骨、種子骨に分けられます。四肢を形づくる管状の骨を長管骨といいます。扁平骨とは頭蓋骨や肩甲骨、腸骨などの扁平な骨のことをいいます。短骨は手根骨や足根骨などの関節軟骨に覆われた短小な骨です。種子骨は手指や膝にみられる卵型の小さな骨で、腱の中にあることが多いです。膝蓋骨が代表的なもので、大腿四頭筋腱の中に存在して腱に対する滑車の役割を果たしています。

## 部位の名称（図1）

　長管骨の両端にあるもっとも横径の広い部位を骨端といいます。骨端は関節軟骨で覆われています。骨端から骨幹へ移行する部分を骨幹端といい、成長期では成長軟骨板（骨端線）が骨端と骨幹端の境界となっています。骨幹は長管骨の中央で皮質骨に囲まれた管状の部分をいいます。

　骨端、骨幹端は長管骨の両端にあるので、そのどちらかを言い表す必要があるために、体幹に近いほうを近位、体幹から離れているほうを遠位といいます。大腿骨頚部骨折と大腿骨転子部骨折は、大腿骨の体幹に近い骨端から骨幹端部の骨折であるので、両方をまとめて大腿骨近位部骨折と表したりします。

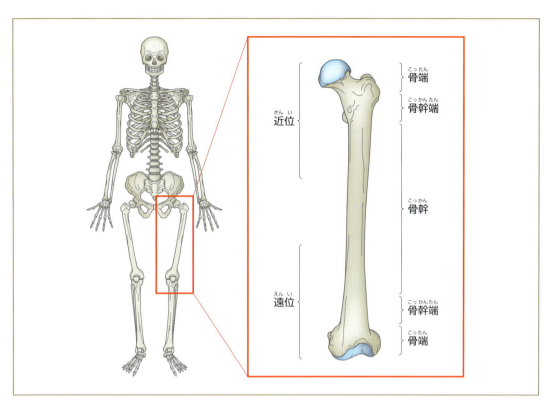

**図1 ◆ 部位の名称**
長管骨は骨端、骨幹端、骨幹に分けられ、体幹に近いほうを近位、体幹から遠いほうを遠位といいます。

## 皮質骨と海綿骨（図2）

　骨はその外郭をつくる**緻密な皮質骨**と骨髄内に存在する**蜂の巣状の構造をした海綿骨**から成り、海綿骨はおもに骨端と骨幹端に存在しています。骨幹の皮質骨は厚く、屈曲や圧などの外力に強靱な抵抗を示し、骨幹端の皮質骨は骨端に近付くにつれて薄くなっています。

　皮質骨はオステオン（図3、4）という骨単位の集合体で構成されています。オステオンはハバース管という血管の通った管状領域を中心としてその周りに骨細胞が配列しており、先端に破骨細胞、その後ろに骨芽細胞が配列しています。破骨細胞が古い皮質骨を貪食、吸収した後に骨芽細胞が新しい骨を形成するという吸収と形成の繰り返し（**リモデリング**）が成されています。

　皮質骨を形成する機能を膜性骨化といい、この機能は骨膜で行われます。一方、海綿骨を形成する機能は軟骨内骨化といいます。

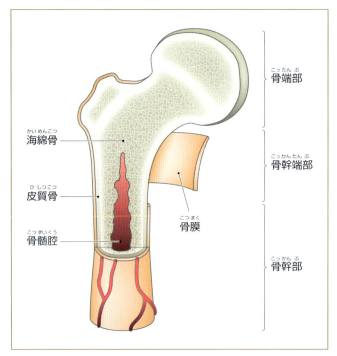

**図2 ◆ 骨の構造**
海綿骨はおもに骨端と骨幹端に存在し、骨幹の皮質骨は厚くなっています。骨膜は皮質骨の外層を覆っています。

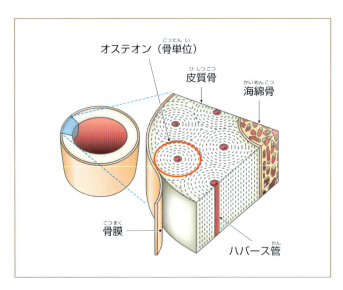

**図3 ◆ 皮質骨の構造**
皮質骨はオステオン（骨単位）の集合体で構成されています。

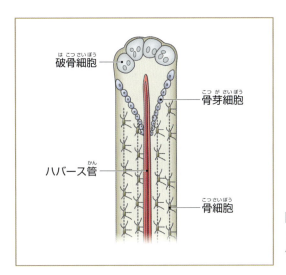

**図4 ◆ オステオン（骨単位）の構造**
オステオンはハバース管を中心としてその周りに骨細胞が配列し、先端に破骨細胞、その後ろに骨芽細胞が配列しています。

## 骨膜（図2、3）

骨膜は関節軟骨と腱が付着する部位を除き、骨の表面を覆っています。骨の横径成長と外径の修正を行っています。

## 骨の血管

骨への血液供給は皮質骨を貫いて流入する栄養動脈系と、骨膜から皮質骨の外層へ流入する骨膜血管系に大別されます。栄養動脈系は皮質骨を貫通する際に多くの分枝を出し、ハバース管内の血管に流入して骨細胞や骨芽細胞などを栄養します。一方、骨膜血管系は生理的状態では皮質骨の外層の一部しか栄養していませんが、骨折などで栄養動脈系が途絶した場合、それを補うように流入領域が増加します。そのため骨折治療を行う際には、**骨膜血管系がとても重要**となります。

◆引用・参考文献

1）中村利孝．"骨の構造，生理，化学"．標準整形外科学．第11版．内田淳正監．東京，医学書院，2011，5-22．
2）吉川秀樹．"骨・軟骨の損傷修復と再生"．前掲書1），49-52．
3）Ito, K. ほか．"骨折治癒過程の生物学と生体力学"．AO法骨折治療．第2版．糸満盛憲日本語版総編集．東京，医学書院，2010，9-24．
4）中瀬尚長．"骨折の修復"．最新整形外科学大系1 運動器の生物学と生体力学．越智隆弘総編集．東京，中山書店，2008，66-79．

# 2 骨が治るしくみ

旭労災病院 整形外科部長 **木全則文**

## 骨折の修復

骨折とは、損傷によって骨組織が破断して骨の連続性が失われた状態です。人にはもともとこの損傷に対しての自己修復能があります。本来**壊れた骨は、一定期間中に新しい骨（仮骨）の形成が生じて修復されます**（図1）。そしてこの修復は、瘢痕組織による修復ではなく新しい骨組織の再生による修復であることが特徴です。骨の再生能力は若年であるほど高く、加齢によって低下します。

骨折治療の際には、自己修復能を考慮し、それをサポートすることを目的に行うことが大切で、正常の骨折治癒過程を理解することは、偽関節や遷延癒合などの治癒過程の異常の早期診断や病態把握のためにも重要です。

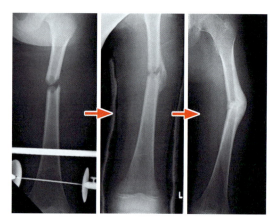

**図1 ● 間接的骨癒合**
本来壊れた骨は、一定期間中に新しい骨（仮骨）の形成が生じて修復されます。

## 仮骨（図2）

仮骨は骨折部に動きがある場合に生じる自然な反応です。骨折治癒過程においてみられる仮骨には、錨着仮骨、架橋仮骨、結合仮骨、骨髄仮骨があります。これらはそれぞれ形成される部位によって名称が分けられています。

これらの仮骨も、膜性骨化と軟骨内骨化という機能によって形成されます。

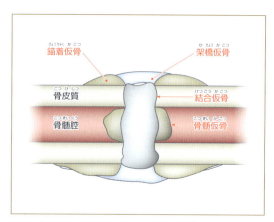

**図2 ● 仮骨の出現部位とその名称**

## 骨癒合形態

　骨には自己修復能があり、自然な状態では仮骨が生じて修復されます。この仮骨形成をともなう骨癒合形態を間接的骨癒合（二次骨癒合）といいます。一方、骨折部を正確に整復し、強固な固定を行った場合には仮骨形成をともなわずに癒合します。このような癒合形態を直接的骨癒合（一次骨癒合）といいます。

### 1. 間接的骨癒合（二次骨癒合）

　間接的骨癒合（二次骨癒合）は仮骨形成をともなって癒合します（図1）。骨折治療の際、間接的骨癒合（二次骨癒合）を得るため、つまり仮骨の形成を誘導するためには骨折部に動きがあることが必要となります。しかし、この動きが過度であると骨癒合は障害されてしまうため、制御された至適な動きが必要となります。

　間接的骨癒合（二次骨癒合）では最終的な骨の強度を回復するまでに、炎症期、修復期、改変（再造形）期という過程を経て修復されていきます。このうち修復期は軟性仮骨期、硬性仮骨期の2つの時期に分けられます。この過程は明確に区別されているわけではなく、少しずつ時期を重複しながら移行していきます。

#### ◆炎症期（図3）[1]

　炎症期とは、骨折直後から仮骨形成が始まるまでの期間で、受傷後1～7日の時期に相当します。まず骨折による出血で骨折部に血腫が形成され、骨折端の骨細胞の壊死が生じます。同時に血腫内には好中球、線維芽細胞、貪食細胞（マクロファージ）、破骨細胞などが浸潤し、好中球、貪食細胞（マクロファージ）などの炎症細胞によって患部の腫脹、発赤、熱感が生じます。そして、線維芽細胞の作用によって血腫は肉芽組織に置き換えられ、破骨細胞が壊死骨を吸収していきます。

#### ◆修復期

　修復期の軟性仮骨期は、仮骨形成と軟骨形成が認められ、骨折部の短縮が防げる程度の安定性が得られる時期で、骨折後2～3週の時期に相当します。

　まず骨折部周囲の骨膜が増殖・肥厚して膜性骨化が生じ、骨膜から錨着仮骨、骨髄仮骨が形成されます。そして仮骨の中に毛細血管が新生すると、骨折端に骨芽細胞などの間葉系幹細胞が浸潤し、血腫から置換された肉芽組織は線維性骨、軟骨に置換されます。置換された線維性骨、軟骨は力学的にはまだ弱い仮骨で、軟性仮骨といいます（図4）[1]。軟性仮骨は骨折から離れた部位から徐々に形成され、骨組織による骨折部の連続性が回復します。

　軟性仮骨によって骨折端の連続性が得られると硬性仮骨期となります。硬性仮骨期は、骨片が新生された骨によって確実に結合されるまでの期間で、骨折後3～4カ月の期間に相当します（図5）[1]。硬性仮骨期では、軟性仮骨が膜性骨化、軟骨内骨化によって、徐々

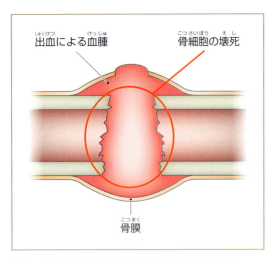

図3 ◆ 間接的骨癒合の癒合過程（炎症期）
血腫内に浸潤した好中球、線維芽細胞、貪食細胞（マクロファージ）、破骨細胞などによって血腫は肉芽組織に置き換えられ、壊死骨が吸収されます。
（文献1より作成）

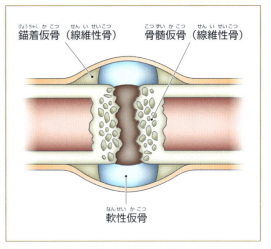

図4 ◆ 間接的骨癒合の癒合過程
　　　（修復期：軟性仮骨期）
膜性骨化の機能によって錨着仮骨、骨髄仮骨が形成され、仮骨に血管新生が起こると、骨芽細胞などの間葉系幹細胞が浸潤して軟性仮骨を形成します。
（文献1より作成）

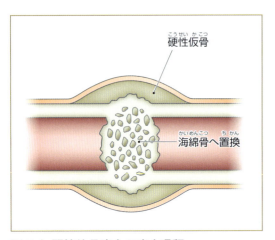

図5 ◆ 間接的骨癒合の癒合過程
　　　（修復期：硬性仮骨期）
軟性仮骨が膜性骨化、軟骨内骨化によって、徐々に硬く石灰化した組織、硬性仮骨に置き換えられます。
（文献1より作成）

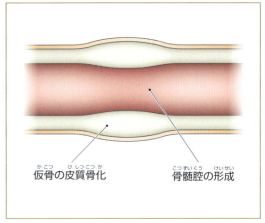

図6 ◆ 間接的骨癒合の癒合過程（改変期）
リモデリングによって解剖学的構造に復元されていきます。
（文献1より作成）

に硬く石灰化した組織、硬性仮骨に置き換えられます。この硬性仮骨期が終了した時点を骨硬化といい、臨床的にはこの時点で骨癒合と判断されます。

◆ **改変期**（図6）[1]

　形成された仮骨が層板骨（成熟した骨）に置換される時期で、骨硬化した時点から始ま

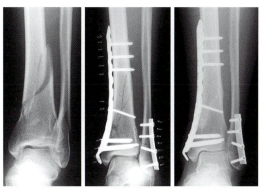

**図7 ◆ 直接的骨癒合**
骨折部を隙間なく正確に整復し、かつ強固な固定を行い、骨折部に動きがない場合にみられます。仮骨形成をともなわず直接癒合します。

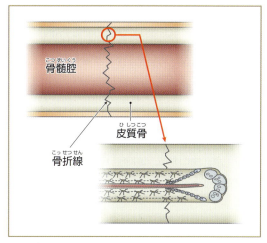

**図8 ◆ 直接的骨癒合の癒合過程**
オステオンの破骨細胞が骨折によって壊死した骨内をトンネル状に穴を開けてすすみ、その後方で骨芽細胞が新しい骨を形成することによって、仮骨を形成せずに直接癒合します。

り数カ月〜数年間続きます。幼弱な仮骨が、いわゆるリモデリングによって徐々に皮質骨へ変化し、骨髄腔が開通して解剖学的構造に復元されていきます。

## 2. 直接的骨癒合（一次骨癒合）

　骨折部を隙間なく正確に整復し、かつ強固な固定を行い、骨折部に動きがない場合にみられる骨癒合形態です（図7）。仮骨は形成せず、接触した骨折部が直接癒合して連続性を獲得することから、直接的骨癒合（一次骨癒合）といわれます。骨折部が直接癒合するためには、骨折部には軟部組織などが介在せず、また骨折部に動きがないことが必要となります。

　接触した骨折部では皮質骨の構造体であるオステオンの破骨細胞が、骨折によって壊死した骨内をトンネル状に穴を開けてすすみながら、その後方で骨芽細胞が新しい骨を形成することによって、仮骨を形成せずに直接癒合します（図8）。直接的骨癒合は間接的骨癒合と比べ、本来の骨の強度を獲得するのに長期間を要します。また、間接的骨癒合（二次骨癒合）が骨折本来の癒合形態であるのに対し、直接的骨癒合（一次骨癒合）は骨折部に動きのない強固な固定を行うことでのみ得られる癒合形態なので、ある意味特殊な骨癒合形態であるといえます。

◆引用・参考文献

1）Vigorita, VJ. et al. Orthopedic Pathology. Philadelphia, Lippincott Williams & Wilkins, 1999, 85-94.

2）中村利孝. "骨の構造，生理，化学". 標準整形外科学. 第 11 版. 内田淳正監. 東京, 医学書院, 2011, 5-22.

3）吉川秀樹. "骨・軟骨の損傷修復と再生". 前掲書 1), 2011, 49-52.

4）Ito, K. ほか. "骨折治癒過程の生物学と生体力学". AO 法骨折治療. 第 2 版. 糸満盛憲日本語版総編集. 東京, 医学書院, 2010, 9-24.

5）中瀬尚長. "骨折の修復". 最新整形外科学大系 1　運動器の生物学と生体力学. 越智隆弘総編集. 東京, 中山書店, 2008, 66-79.

# 3 骨折の分類

札幌徳洲会病院 外傷センター部長 **上田泰久**

## 分類が必要な理由

　本稿では、骨折の分類について学んでいきたいと思います。分類というと、とても堅苦しく、面倒くさく感じるかもしれません。しかし、私たちが骨折を治療するうえで、分類は欠くことのできないものです。

### 1. 治療方針の指針

　例えば、同じような脛骨骨幹部の骨折患者がいるとします。これに対してA医師は髄内釘で、B医師はプレートで固定をすることとしました。もちろん最適な固定方法は1つではありません。しかし、同じような骨折に対して治療方針がばらつくことは、一定した治療成績を得られないことにつながります。そのため、骨折を分類し、それに対する治療方針を決めることは、とても意味のあることです。逆にいうと、分類はある程度の治療方法の指針となる必要があります。

### 2. 共通言語

　また、骨折を分類することは、治療方針などについて議論する際の共通言語となります。カンファレンスなどで議論するときにもその骨折を表す単語として、分類は重要な役割を果たします。

### 3. 分析

　最後に分類は、その骨折を学術的に分析する際にも有用となります。当然ながら同じ骨でも治療を比較的行いやすい折れ方と治療がむずかしい折れ方があります。同じ骨でも、折れ方による治療成績の違いや、治療がうまくいかなかったものを分析するようなときに、骨折を分類し整理することが必要となります。

　以上のような理由から、骨折もほかの整形外科疾患と同様に分類を行い、治療を行うことが必要となります。

　それではこれから、骨折の種類や代表的な分類方法について学んでいきましょう。

## 骨折の種類

### 1. 長管骨の分類

　骨折を分類するときには、その骨の部位や骨折の折れ方、形態を定義しておく必要があります。上腕骨、前腕骨、大腿骨、下腿骨に代表される、いわゆる「長い骨」は長管骨とよばれます。長管骨の骨折を分類する際には、大きく分けて骨幹部骨折（骨の真ん中の部分）と近位部/遠位部骨折（端の部分）に分けて考えます（図1）[1]。

### 2. 骨幹部骨折の分類

　骨幹部骨折は単純骨折、楔状骨折、複雑骨折に分けられます。単純骨折は近位と遠位の2つの骨片に分かれているもので、それぞれを主骨片とよびます。骨折が3つ以上の骨片からなり、近位と遠位の主骨片が接触しているものを楔状骨折といいます。そして主骨片同士の接触がないほど粉砕している骨折を複雑骨折とよびます（図2）[1]。骨の折れ方も大きく分けて3つに分かれます。捻れるように折れる螺旋骨折、斜めに折れる斜骨折、そして真横方向に折れる横骨折となります（図3）[1]。

### 3. 近位部/遠位部骨折の分類

　次に近位部と遠位部の骨折形態を見てみましょう。骨の端には関節がありますが、関節

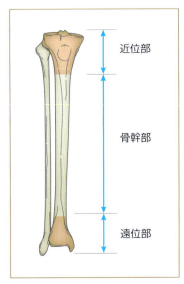

**図1 ◆ 骨の部位**
上腕骨、前腕骨、大腿骨、下腿骨のような骨は長管骨とよばれ、近位と遠位の端の部分と真ん中の骨幹部に分けられます。
（文献1より作成）

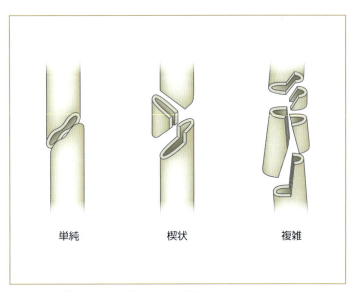

**図2 ◆ 長管骨骨幹部骨折の骨折型**
それぞれの骨折を形成する近位と遠位の骨片を主骨片とよびます。2つの主骨片からなるものを単純骨折、主骨片のほかに1つ以上の粉砕骨片はあるが、主骨片同士の接触があるものを楔状骨折、主骨片同士の接触がないものを複雑骨折とよびます。
（文献1より作成）

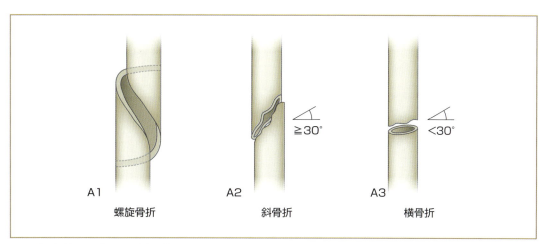

**図3 ◆ 長管骨骨折の骨折形態**
通常は螺旋骨折、斜骨折、横骨折の順に骨に加わる外力が強くなっていると考えます。

（文献1より作成）

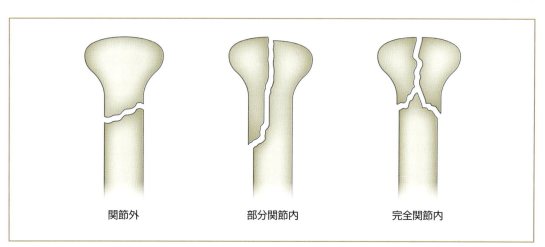

**図4 ◆ 近位部/遠位部骨折の骨折形態**
骨折部が関節面を含まない関節外骨折、骨折が関節面に及ぶが関節面と骨幹部の連続性が保たれている部分関節内骨折、関節面と骨幹部の連続性が断たれている完全関節内骨折に分かれます。

（文献1より作成）

を含まない関節外で折れている<mark>関節外骨折</mark>と、関節に面して骨折がある<mark>関節内骨折</mark>に分けられ、さらに関節内骨折は、部分的に関節に面する骨片が骨幹部と連続している<mark>部分関節内骨折</mark>と、関節面が完全に骨幹部と連続性がない<mark>完全関節内骨折</mark>に分かれます（図4）[1]。

## 代表的な分類

骨折にはそれぞれの骨折で非常に多くの分類があります。骨折の場所、それぞれの折れ方などによって分けられているのですが、ここでは代表的なものとして、<mark>AO分類</mark>〔AO

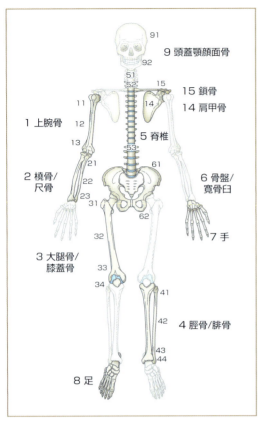

**図5 ◆ 各骨につけられた番号**
上腕骨が1、前腕が2、大腿骨が3、下腿が4となっています。各骨はさらに骨折の部位（近位部、骨幹部、遠位部）により1〜3の番号がつけられています。

（文献1より作成）

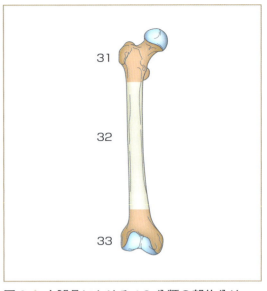

**図6 ◆ 大腿骨におけるAO分類の部位分け**
大腿骨は骨の番号として3が付いています。近位部は1、骨幹部は2、遠位部は3となります。そのため、大腿骨を分類するときは31、32、33に続いて骨折型、骨折形態を記すことになります。

（文献1より作成）

（Arbeitgemeinschaft für Osteosynthesfragen）という骨折治療を研究、教育する世界的ネットワークの団体〕を取り上げます。AO分類では、すべての骨に番号を付け、さらにその骨のどの場所に骨折があるか、そして骨折の種類と骨折の形態的な特徴によって分類しています。

　例えば、上腕骨は1、前腕は2、大腿骨は3、下腿は4というように番号がついています（図5)[1]。そしてそれぞれの骨で近位部を1、骨幹部を2、遠位部を3に分けています（図6)[1]。最後に骨折型、骨折形態をA〜Cのアルファベットと1〜3の数字で示します。つまり、1つの骨折部位を（おおかた）9つに分けていることになります（図7)[2]。実際にはさらに細分類がありますが、本稿では省略します。

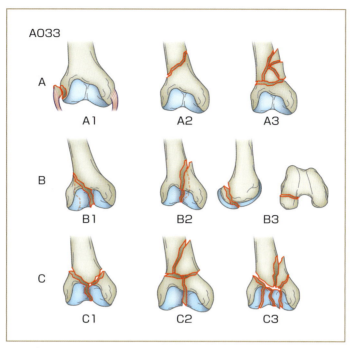

図7 ◆ 大腿骨遠位部のAO分類
33Aは関節外骨折、33Bは部分関節内骨折、33Cは完全関節内骨折となります。さらにそれぞれのタイプで骨折形態によって3つずつに細分類しています。

（文献2より作成）

## 具体的な分類方法

それでは具体的にどのように分類するかをみていきます。それぞれの骨によって多少の違いがありますが、骨幹部骨折、関節内骨折、そしてその部位独特の分類がある場所に分けて考えるとよいでしょう。

### 1. 骨幹部骨折

代表例として、大腿骨骨幹部骨折で考えてみましょう（図8）。図8の大腿骨は骨幹部で骨折しています。ですから大腿骨の3、骨幹部は2ではじめの番号は32となります。骨折型は粉砕のない、近位、遠位の主骨片からなる単純骨折ですのでアルファベットのA、骨折形態は骨折部のなす角が30°以下の横骨折となるので、最後の数字は3となります。最終的にこの骨折は32A3と分類されます（図9）。

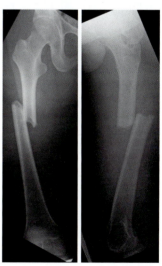

図8 ◆ 大腿骨骨幹部骨折症例の単純X線画像

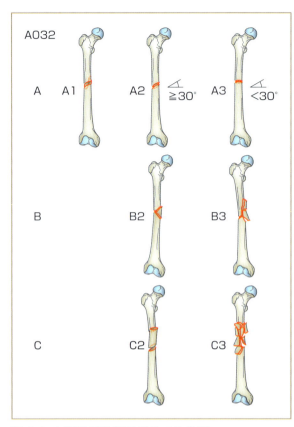

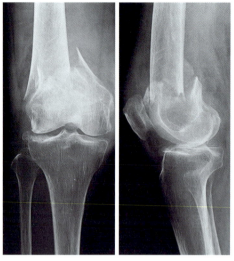

図10 ◆ 大腿骨遠位部骨折症例の単純X線写真

骨折は関節外で、骨折部には粉砕骨片を認めます。

図9 ◆ 大腿骨骨幹部骨折のAO分類

大腿骨は3、骨幹部は2となるので、はじめの数字は32になります。単純骨折がA、楔状骨折がB、粉砕骨折がCとなります。Type Aは骨折形態が螺旋骨折か、斜骨折か（骨折のなす角が30°以上）、横骨折か（骨折のなす角が30°未満）によってA1～3に分類されます。Type B、Cは粉砕が多骨片かどうかで分けられ、単骨片の粉砕は2、多骨片は3となります。

## 2. 関節内骨折

　代表例として、大腿骨遠位部骨折で考えてみましょう。**図10**は大腿骨遠位部骨折症例の単純X線写真です。先述しましたが（**図6**）、大腿骨は3、遠位部は3ですので最初の数字は33となります。骨折は膝関節面には及んでいませんので、骨折型はAとなります。骨折形態を見ると、骨折部に粉砕があるので、**図7**に沿って分類すると、この骨折は33A3になります。

## 開放骨折の分類

　骨折には前述のような折れ方や骨折の部位をもとにした分類がありますが、それ以外にも重要なものとして、骨折部周囲の皮膚が破綻して、骨が外と交通しているかどうかという問題があります。骨は本来、筋肉や皮下組織、皮膚（軟部組織といいます）によって囲まれ、体内に無菌の状態で存在するため、骨折するだけでなくその周囲の軟部組織が破綻することは大きな問題です。骨折部の周囲の軟部組織が破綻し、外と交通したものを開放骨折といいます。開放骨折では、そうでないものに比べて感染を生じる可能性が高くなることが問題となります。

　開放骨折も軟部組織の破綻の程度によっていくつかに分類されますが、もっとも一般的に使用されているのは Gustilo 分類といえます[3]。Gustilo 分類は開放骨折を Type Ⅰ、Ⅱ、ⅢA、ⅢB、ⅢC の 5 つに分け、それぞれの分類に応じて治療方針を示しています。表 1 にあるとおり、Gustilo 分類は簡便であるといえます。そのため、だれでも簡単に使用できるメリットがあります。しかし、軟部組織の損傷の程度の評価は術者の経験によって左右されやすく、術者間でのばらつきが多いといわれます。

　Gustilo 分類によって治療方針がある程度決定されます。Gustilo Type Ⅰはほとんどデブリドマンも必要ない程度のものといえますし、Type Ⅱも傷は大きくなりますが、汚染などはないものとなります。ですから Type Ⅰ、Ⅱについては、初回手術での即時内固定を行っても、術後感染率は変わらないといわれています。さらに、Type ⅢのなかでもⅢA で汚染の少ないもの（曖昧ないい方になりますが）については、即時の骨折の内固定が許容されるとする報告もあります。しかし、Type ⅢB は即時に的確なデブリドマンを行い、できるだけ早期に皮弁術などを用いて軟部組織の欠損を被覆する必要があります。Type ⅢC は血管損傷部以遠が阻血になっているため、即時の血行再建が必要になり

### 表 1 ◆ Gustilo 分類の概要

| Type Ⅰ | 開放創が 1 cm 未満で汚染がないもの |
|---|---|
| Type Ⅱ | 開放創は 1 cm 以上だが、広範な軟部組織の損傷がないもの（弁状、裂離） |
| Type Ⅲ | 開放分節状骨折や広範な軟部組織の損傷をともなうもの。外傷性切断、銃創や土壌汚染を含む |
| ⅢA | 骨折部を軟部組織で被覆することが可能なもの |
| ⅢB | 骨折部を軟部組織で被覆することができないもの |
| ⅢC | 修復を要する血管損傷をともなうもの |

通常、Gustilo 分類は手術室でのデブリドマン（壊死組織の除去）を行った段階で判断することが一般的です。

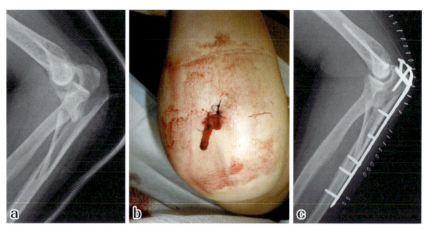

図11 ◆ 59歳、女性、左肘頭骨折症例
自転車で転倒し受傷した左肘頭骨折（a）。外観上約1cmほどの開放創を認めますが（b）、汚染や挫滅した組織はなく、Gustilo Type Ⅰの開放骨折と診断しました。本症例は受傷後5日でプレートによる内固定術を行っています（c）。

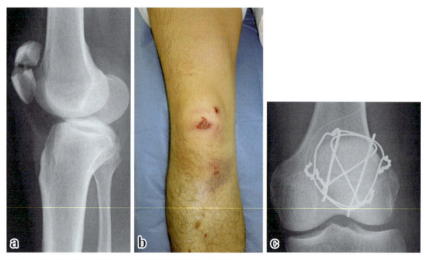

図12 ◆ 39歳、男性、右膝蓋骨骨折症例
乗用車運転中の衝突で受傷した右膝蓋骨骨折（a）。右膝前面に約2cmほどの挫滅をともなう開放創を認め、Gustilo Type Ⅱの開放骨折と診断しました（b）。本症例は受傷同日にワイヤーを用いて骨接合術を施行しました（c）。

ます。図11〜15にそれぞれの開放骨折の例を示します。
　**開放骨折は骨折だけでなく、損傷した周囲の軟部組織の再建を考慮した治療が必要**となるものがあります。適切に分類することで初療時から理論立てた治療を行えるようになることを知っておきましょう。

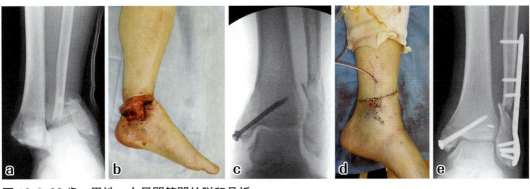

**図13 ◆ 66歳、男性、左足関節開放脱臼骨折**

車に左足をひかれて受傷した左足関節開放脱臼骨折（a）。足関節内果部に広範な開放創と皮膚の挫滅を認め、Gustilo Type ⅢAと診断しました（b）。受傷同日に内果をスクリューで内固定し（c）、骨折部は皮膚を縫合し被覆できています（d）。後日、外果にプレートによる内固定を追加しています（e）。

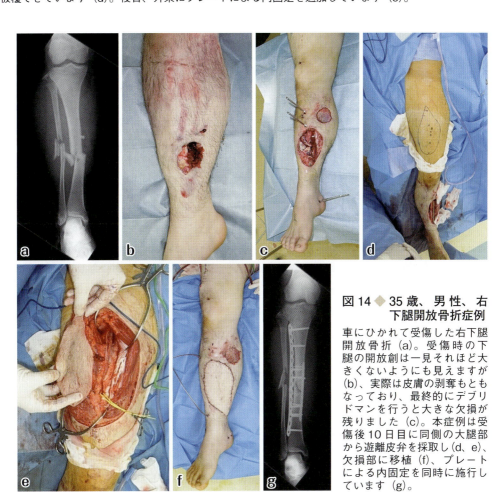

**図14 ◆ 35歳、男性、右下腿開放骨折症例**

車にひかれて受傷した右下腿開放骨折（a）。受傷時の下腿の開放創は一見それほど大きくないようにも見えますが（b）、実際は皮膚の剥奪もともなっており、最終的にデブリドマンを行うと大きな欠損が残りました（c）。本症例は受傷後10日目に同側の大腿部から遊離皮弁を採取し（d、e）、欠損部に移植（f）、プレートによる内固定を同時に施行しています（g）。

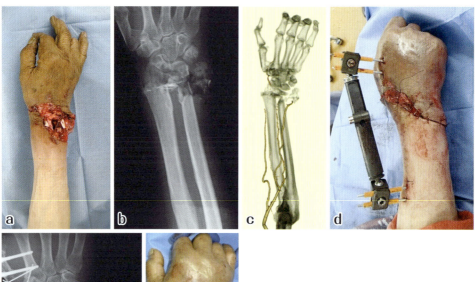

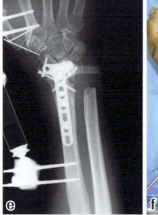

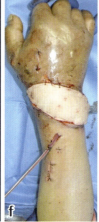

**図15 ◆ 75歳、男性、右手関節部の開放骨折症例**

ベルトコンベヤーに右手を巻き込まれて受傷した右手関節部の開放骨折。受傷時のX線写真では手関節部の粉砕の強い開放骨折を認め、開放創の部位から遠位は皮膚色が悪いことがわかります（a、b）。受傷時の造影CT検査では手関節部で動脈の途絶を認めます（c）。緊急手術を施行し、動脈再建と創外固定を施行（d）、後日、骨接合と挫滅した皮膚をデブリドマンし、上腕部から遊離皮弁術を行い皮膚欠損部を被覆しています（e、f）。

## おわりに

　骨折の分類は理解し、慣れるまで少し時間がかかるかもしれません。しかし、きちんと分類してそれに沿って治療方針を立てることで、経験則に頼りがちな骨折治療を理論立てて治療できるようになります。また、日常の仕事でも医師がどのように患者の骨折を考え、治療しようとしているか理解する一助となるでしょう。

◆引用・参考文献

1）Thomas, PR. et al. eds. AO Principles of Fracture Management. Stuttgart, Georg Thieme Verlag, 2007, 1057p.
2）Kellam, JF. et al. Introduction：Fracture and Dislocation Classification Compendium-2018：International Comprehensive Classification of Fractures and Dislocations Committee. J Orthop Trauma. 32(Suppl 1), 2018, S33-44.
3）Gustilo, RB. et al. Prevention of infection in the treatment of one thousand and twenty-five open fractures of long bones：retrospective and prospective analyses. J Bone Joint Surg Am. 58(4), 1976, 453-8.

# 4 骨折の治療法

札幌徳洲会病院 外傷センター部長 上田泰久

どのような疾患でも根本をなす治療の原則があります。骨折の治療の原則は「整復、固定、リハビリテーション」となります[1]。転位した（ずれた）骨折は、その骨折ごとに許容された範囲まで整復する必要があります。そして骨折には後述するように内固定と外固定があります。一般的に内固定具を用いて骨折を固定する治療を手術治療、外固定によって治療を行うものを保存治療とよんでいます。

骨折部を固定したら、できるだけ早くリハビリテーションを開始することが、後遺障害を少なく治療する鍵となります（図1）。

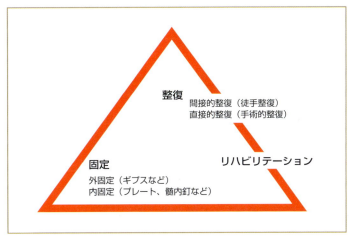

図1 ◆ 骨折治療の3原則
適切な整復、強固な固定、早期からのリハビリテーションが、後遺障害の少ない骨折治療を成功させる鍵となります。

## 骨折の固定方法

骨折の固定には、外固定と内固定の2つの方法があります。外固定には装具やシーネ、ギプスなどがあり、内固定にはスクリューやプレート、髄内釘、ワイヤーなどによる固定があり、それぞれの骨折部位、転位の程度、安定性によって固定法を選択し、十分な固定をしたうえでリハビリテーションを行います。

それぞれの治療方法の利点、欠点を表1に示します。これだけをみると、手術治療の

表1 ◆ 保存治療と手術治療の利点と欠点

|  | 利点 | 欠点 |
|---|---|---|
| 保存治療 | 手術が不要 | 整復位の獲得・維持が困難 |
| 手術治療 | 良い整復位<br>強固な固定が可能<br>早期可動域訓練が可能 | 手術が必要<br>骨膜を剥離する |

ほうが断然有利にみえるかもしれません。しかし、手術による合併症の可能性はゼロにすることはできません。ですから、まったく転位していない骨折などは保存的に治療できるに越したことはないのです。

# 外固定による骨折治療

## 1. 必要な要素

外固定による骨折の固定は、骨を周囲の軟部組織（筋肉、皮下組織、皮膚）を介して固定することが特徴です。ですから、整復された位置、あるいは転位していない場合はそのままの位置を保って固定するために、いくつか必要な要素があります。適切な強度、外固定の長さ、きつさ、がそれにあたります[2]。ギプスを巻く場合も、適切な強度になるように重ねることが必要です。また、外固定の長さは骨折した部分の上下の関節を含めて固定することが原則です（ただし、骨の端のほう＝骨幹端部や骨端部では隣接する関節を含めるだけでもよいとされます）。また、外固定と皮膚の間に隙間があっては固定力は落ちてしまうため、適切に押し当てる必要があります（これをモールディングといいます）。図2、3にギプスと装具で治療した症例を挙げます。

## 2. 注意点

外固定では、隣接する関節を含めて一定期間固定するため、関節の可動域が減少することがあります（拘縮）。ですから、いたずらに外固定期間を長引かせず、適切な時期に外して可動域訓練を開始する必要があります。

また、骨が突出した場所と外固定が当たったり、神経が表層を走行している場所が圧迫されると麻痺を起こすことがあり、注意が必要です。とくにギプスを装着した初期には、患部の腫脹が強くなりすぎた場合、中を走行する神経や血管を圧迫するコンパートメント症候群を生じることがあり、その場合はギプスに割を入れて圧を逃がしたり、それでも改善しない場合は減張切開が必要になることがあります。コンパートメント症候群に至らなくとも、固定部分より先がうっ血することもあり、外固定の初期には以上のようなことが生じていないか、注意を払う必要があります。

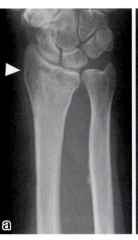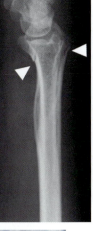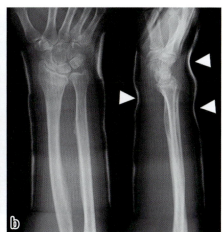

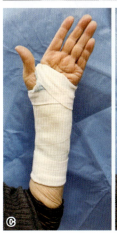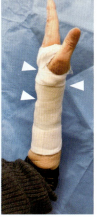

図2 ◆ 左橈骨遠位端骨折に対してギプスにて保存治療を行った症例

a：受傷時のX線写真2方向。転位はほぼ認めませんが、骨折を認めます（▷）。
b：ギプス固定後のX線写真2方向。側面像でみられる3カ所のくぼみ（▷）は、固定性を担保するためにギプスをとくにしっかり抑えている部分になります（モールディング）。
c：ギプス固定後の左前腕から手関節部の外観。橈骨遠位端骨折は前腕の骨幹端から骨端部の骨折にあたるため、隣接する手関節のみ固定に含めることが多いです。側面から見るとモールディングした部分が凹んで見えます（▷）。

## 内固定による骨折治療

### 1. 強固な固定が可能

　内固定による骨折の固定は、骨に直接スクリューやプレート（金属の板）、髄内釘（円筒状の金属の釘）を挿入するため、一般的に強固な固定が可能となります。それぞれの骨折の特性によって、使用する内固定金属を選択することになりますが、長管骨（上腕骨、大腿骨、脛骨など）の骨幹部骨折では髄内釘を使用することが多く、骨幹端部や骨端部の骨折ではプレートによる内固定を行うことが多くなります。骨幹部骨折に対する髄内釘固定（図4）、骨端部の骨折に対するプレート固定の例（図5）、スクリュー固定の例（図6）を挙げます。

### 2. 注意点

　内固定は固定力が強い反面、手術を行うということが最大の欠点でもあります。手術

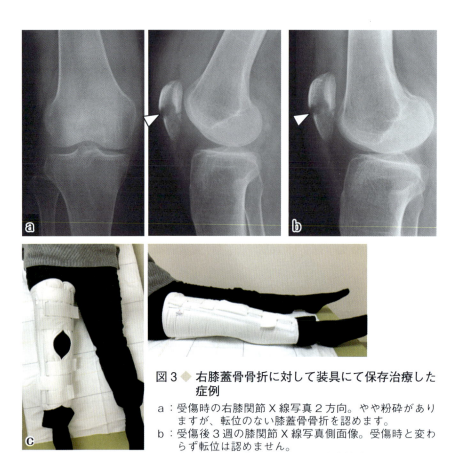

**図3 ◆ 右膝蓋骨骨折に対して装具にて保存治療した症例**

a：受傷時の右膝関節X線写真2方向。やや粉砕がありますが、転位のない膝蓋骨骨折を認めます。
b：受傷後3週の膝関節X線写真側面像。受傷時と変わらず転位は認めません。
c：本症例はニーブレースを用いて保存治療を行いました。

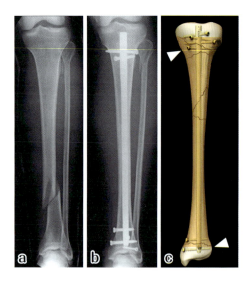

**図4 ◆ 左脛骨骨幹部骨折に対して髄内釘を用いて治療した症例**

a：受傷時の脛骨正面X線写真。
b：術後の脛骨正面X線写真。髄内釘を用いて内固定を行っています。
c：脛骨髄内釘のイラスト図。髄内釘は一般的に1本の釘にネジ穴が開いており、骨折が回旋あるいは短縮転位するのを防ぐよう、横ネジを挿入するようになっています（▷）（提供：Smith & Nephew社）。

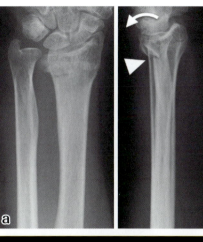
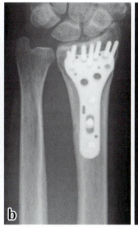
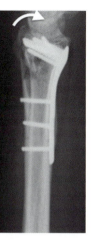
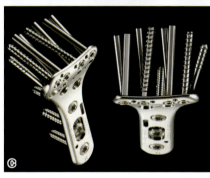

**図5 ◆ 橈骨遠位端骨折をプレートを用いて手術治療した症例**

a：受傷時の左手関節X線写真2方向。側面像では遠位骨片が背側に転位しています（▷、⇨）。
b：術後手関節2方向X線写真。プレートによって骨接合されています。受傷時に認めた背屈転位は整復されています。
c：内固定に使用したプレート。近年はそれぞれの骨折部位に特有のプレートが多くつくられています（提供：HOYA Technosurgical株式会社）。

創の感染が生じないかどうかは、術後に注意して観察する必要があります。また、術中の軟部組織損傷（筋肉、神経、血管など）の可能性や内固定金属による異物感の問題も無視できません。さらに頻度は低いですが、複合性局所疼痛症候群（complex regional pain syndrome：CRPS）が生じる可能性も考慮しなければいけません（保存治療でも生じることはあります）。そして手術を行うと局所の腫脹が生じるため、術後コンパートメント症候群を発症していないかはとくに注意深く観察しなければなりません。最近では、手術麻酔で局所の神経ブロックを併用することが増えてきており、患者は疼痛を感じにくくなっています。それ自体は患者にとって、とてもよいことですが、反面自身の異常のサインに気付きにくくなっているともいえます。ですから術後の観察時に、とくに留意する必要があります。

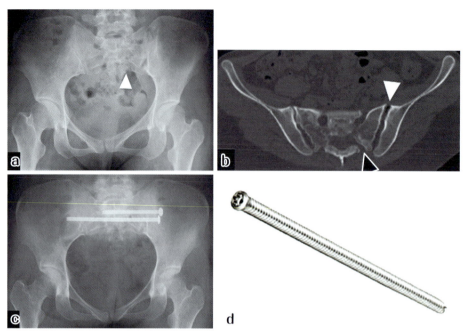

**図6 ◆ 骨盤骨折に対してスクリューによる手術治療を行った症例**

a：受傷時の骨盤正面X線写真。骨盤の後方にある仙骨の左側に骨折がありますが（▷）、単純X線でははっきりとは見えません。
b：受傷時のCT画像。左仙腸関節の離開と（▷）左仙骨翼の骨折（▶）を認めます。
c：術後の骨盤正面X線写真。スクリュー2本で内固定されています。
d：内固定で使用したスクリュー（提供：メイラ株式会社）。スクリューにもさまざまな種類がありますが、この症例では直径が6.5mmでスクリューの中央にガイドワイヤーが通る中空のものを使用しました。

## おわりに

　骨折の保存治療と手術治療について概略を解説しました。それぞれの治療法には利点と欠点があることを理解しましょう。また、治療中に留意すべきことも併せて覚えておきましょう。

◆引用・参考文献

1）松野丈夫ほか総編集．標準整形外科．第12版．東京，医学書院，2014，1110p．
2）高畑智嗣．骨折治療学会研修会第12回ベーシックコーステキスト 骨折．東京，全日本病院出版会，2017，12-4．

# 第 **2** 章

# 骨折のきほんケア

| | | |
|---|---|---|
| 1 | 創傷ケア | 34 |
| 2 | 包帯法 | 38 |
| 3 | ギプス固定・ギプスカット | 43 |
| 4 | シーネ固定 | 48 |
| 5 | 創外固定 | 50 |
| 6 | 直達牽引 | 54 |
| 7 | 介達牽引 | 57 |

# 1 創傷ケア

岡山医療センター 10A 病棟 **福田真実**
同 10A 病棟 **豊嶋 茜**

## 創部の管理

　創傷治癒過程においては、まず止血が起こり、創部に浸出液が漏出してきた後、48時間以内に上皮化が完了します。この浸出液の中には創の洗浄化を促す物質が含まれています。そのため、術後24〜48時間は創部を滅菌ドレッシング材で被覆し、創を浸出液で湿潤環境に保つことが必要です。当院では、フィルム付き透明ドレッシング材を使用しており、感染予防・創治癒促進のため、異常がなければ術後から抜糸まで消毒は行いません。また、創部にフィルム付き透明ドレッシング材を使用することによって浸出液の吸収を行い、創を開放することなく観察し、感染予防に努めています。

　被覆材の交換や除去の時期は主治医の判断で行いますが、術野が清潔に保たれた手術の後では抜糸まではドレッシング材を剥がさず、創部を被覆した状態にしておくことが多いです。看護師は、日々観察を行い、疼痛、腫脹、発赤、発熱などの感染徴候がある場合には医師に報告します。また、ドレッシング材の交換時や創部に触れる場合には清潔操作で行うことが必要です。

## 創傷の治癒過程

　創部の観察では、創傷の治癒過程を理解し、創部の治癒を阻害するものを除去していくことが必要です。手術による切開創であれ、外傷であれ、組織が損傷を受けると、細胞のはたらきによってまず破綻した血管からの出血が止まり、次に周囲の組織に炎症が起きます。それにともない、さまざまな細胞が増殖した後に、それらの増殖した細胞の再構築によって創が成熟し治癒します。

　創傷の治癒過程は大きく4つに分けられます。

### 1. 止血期

　受傷直後5〜6時間以内に生じる反応で、おもに血小板が活躍し、創部を止血します。

### 2. 炎症期

　受傷後5〜6時間経過すると創部の清浄化のための反応が開始されます。白血球のなかでも好中球やマクロファージが血管外の組織へと浸出し、創部の異物や細菌の清浄化を行います。

### 3. 増殖期

炎症期の後半から肉芽の形成が始まり増殖期となります。増殖期は血管の新生や血流に富んだ肉芽組織がさかんに形成される上皮化がすすみます。正常で良好な肉芽は赤く、硬く、締まっていますが、不良肉芽は赤みが薄く、ぶよぶよと水分に富み、軟らかく、感染や異物などが存在すると炎症期を長引かせる原因となります。

### 4. 成熟期

創内の細胞を多く含む肉芽組織は再構築され、次第に細胞成分の少ない瘢痕組織に置き換わり、上皮化します。肉眼的には創傷治癒直後の創はたいてい赤みを帯びて硬いです。次第にほかの皮膚に似た色調に落ち着き、軟らかくなっていきます。

## ケアの手順

### 創傷ケアの目的

- 創傷の治癒促進と悪化の予防。
- 患者の苦痛の軽減。
- 安楽の維持。

### 創傷ケアの原則

- 手洗いなど感染の標準予防策。
- 創の定期的な観察と記録。
- 合併症（創傷治癒遅延、創感染など）の予防。

## 創傷ケアの手順

### 1. 膝関節

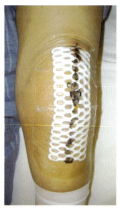

① 術後7日目の創部
創部の付近は腫脹、発赤、熱感が著明です。クーリングや患肢挙上を行い症状の緩和を図ります。当院では浸出液がある場合はマーキングを行い、拡大の有無を各勤務帯の看護師が観察しています。

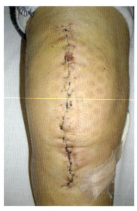

② 術後10日目の創部
術後10日を目安に抜鉤します。抜鉤後も創部の発赤や浸出液、創部離開の有無を観察します。患者には創部の痂皮を無理に取らないよう説明し、感染についての指導を行うことが大切です。
※注意点：テープをはがすときは、引っ張ってしまうと皮膚に余計なテンションがかかってしまうため、水疱形成や皮膚かぶれの原因になります。

### 2. 股関節

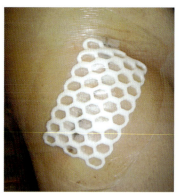

① 術後4日目の創部
以前は創部の抜鉤後翌日からのシャワー浴となっていましたが、現在は主治医の指示のもとオプサイトPOST-OPビジブルを貼付したままシャワー浴が可能です。シャワー浴後、創部がぬれてしまった場合は清潔操作で消毒を施行します。

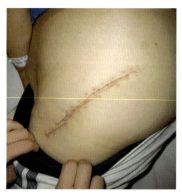

② 術後14日目の創部
術後10日目を目安に抜鉤し、14日目に退院となります。

## 観察のポイント

- 発赤、腫脹、熱感、疼痛（これらを炎症の4徴候という）、掻痒感の有無。
- ガーゼ汚染の性状（出血、化膿性浸出液）、量、色、におい。
- 創部離開の有無。
- 患肢の運動障害の有無。
- テープ固定部のかぶれや水疱などの皮膚症状（創部付近で皮膚損傷が起こると、そこから細菌が繁殖し、感染を起こすリスクが高くなる）。

## 創部に影響する全身状態の観察ポイント・留意点

- バイタルサイン：とくに発熱の有無、熱型（術後3日以降に発熱が続く場合は要注意）。
- 血液データ（感染徴候のデータ：WBC、CRP）。
- 栄養状態（食事摂取量、検査データなど）。
- 創部の安静の状況、ADLの状況。
- 患者の反応（創に対する思い）。
- 合併症の有無。

## 創処置時の注意点

- 患者に創処置の目的、時間、方法を説明します。
- 患者の協力が必要な事項を説明します。
- 包帯交換が行えるよう準備をします（環境整備も行う）。
- プライバシーを保護します。
- 患者への声かけを行い、創状態について説明します。
- 患者の状況に合わせた創処置を実施します。

# 2 包帯法

岡山医療センター 7A病棟 **藤本　唯**
　同　　　　　　 7A病棟 **村岡千亜希**

## はじめに

　包帯とは、創傷部の保護や骨折部位の固定などを目的に体に装着する各種衛生材料のことをいいます。包帯法とは包帯の装着方法のことです。包帯法は包帯をただ巻くだけではなく、==それぞれの部位や状態に適した方法（包帯の種類や巻き方など）を考え実施する必要があります。==

## 目的

- 被覆・保護：創部からの浸出液が多い場合、創傷を覆い保護します。
- 支持：ガーゼやドレーンがずれたり外れたりしないように用います。
- 圧迫：浮腫や腫脹の軽減、創出血をコントロールするため直接圧迫します。
- 固定：骨折や捻挫、脱臼部位の運動を制限し、安静を保ちます。

## 包帯の種類

　包帯は、目的や部位に適した材質や幅、長さの物を選択します。

### 1. 弾性包帯（エラスコット®、図1）

　強撚加工を施した綿糸が、優れた弾力性を発揮します。強い固定力を必要とする場合に適しています。綿100％で肌触りがよく、吸湿性にも優れています。術後の圧迫や下肢静脈瘤（かしじょうみゃくりゅう）予防に用いられることが多いです。弾性包帯は弾性に富んでいるため、四肢の場合に

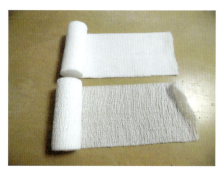

図1 ◆ 弾性包帯

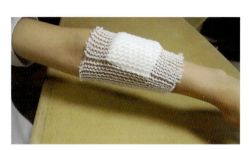 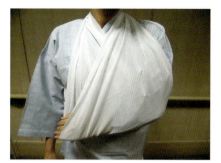

図2 ◆ ネット包帯　　　　図3 ◆ 布帛包帯

は強く巻きすぎてしまいやすいです。そのため、血行障害を起こさないように注意する必要があります。

## 2. 伸縮性包帯（ハイスパン®）

肘や膝などの屈曲部にもフィットし、体動を妨げません。表面の凹凸によって、ずれにくくなっています。肌触りがよく、通気性にも優れています。

## 3. ネット包帯（図2）

筒状で伸縮性があります。必要な量だけ切り取っても伝線やほつれが生じにくいです。

## 4. 布帛包帯（三角巾）（図3）

応急処置や骨折、脱臼の整復後に安静固定のために用います。

# 実際の手順

## 包帯の巻き方と留め方

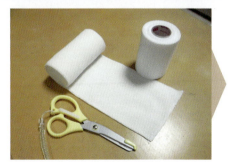 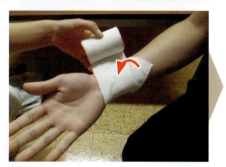

❶ 必要物品を用意します（ハサミ、包帯、テープ）。

❷ 帯尾が斜めになるように包帯を当て、1周巻きます。帯尾を折り曲げ、その上に重ねて巻きます。こうすることで包帯がゆるんだり、ずれにくくなります。

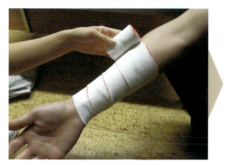
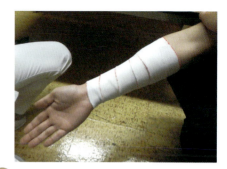

❸ 末梢から中枢に向かって巻いていきます。圧が均等にかかるように皮膚に密着させ、転がすように巻くと過度な圧迫が避けられます。

❹ 包帯を適当な長さに切り、包帯の巻き終わりを包帯留めやテープで固定します。テープで固定する際は、内側で留めると衣服などと擦れて剥がれやすくなるため、外側で留めることが一般的です。

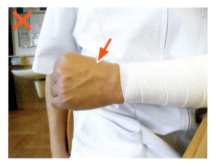

悪い例：きつく巻きすぎており、手背の血管が怒張しています。

## 関節の包帯の巻き方

関節を含む場合は、良肢位を保持して巻きます。

### 1. 肘の場合

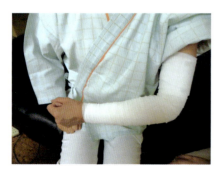

❶ 関節を直角に近い良肢位に曲げて巻いていきます。

❷ 関節近くで巻く際は包帯がゆるみやすいので、関節を動かさないように注意します。

❸ 末梢から中枢に向かって巻いていきます。

❹ 包帯を適当な長さに切り、包帯の巻き終わりを包帯留めやテープで固定します。

## 2. 足関節の場合

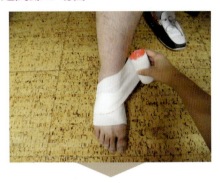

① 足背部を固定した後、足関節の患部を巻いていきます。
ポイント：足関節を90°の良肢位にしておくとしっかりと固定することができます。

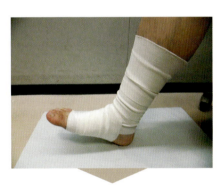

② 先に巻いた包帯に1/2～1/3重なるように少しずつずらしながら8の字に巻いていきます。
③ 足関節を巻き終えたら、末梢から中枢に向かって巻いていきます。
④ 包帯を適当な長さに切り、包帯の巻き終わりを包帯留めやテープで固定します。

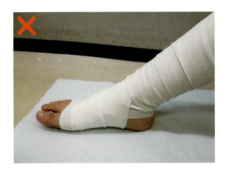

悪い例：尖足の状態で包帯で固定しており、良肢位を保つことができていません。

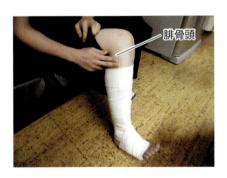

⑤ 膝下まで包帯を巻く場合は、腓骨神経麻痺を予防するため、腓骨頭から二横指下までの固定とします。

## 観察項目

- 包帯法の目的が達成できているか。
- 循環障害の有無（＊循環障害の徴候：①爪が青い、②皮膚が白くなっている、③手足の冷感、④しびれや痛み、⑤皮膚の感覚鈍麻、⑥手指、関節を動かせない）。
- 運動障害、関節可動域の状態。
- 圧迫感、痛み、しびれなどの有無、程度。
- 包帯のずれやゆるみがないか。
- 皮膚の状態、包帯による皮膚異常の有無。

◆引用・参考文献

1）河合伸也ほか監. 運動器疾患. 東京, 学研メディカル秀潤社, 2003, 204,（Nursing Selection, 7巻）
2）医療情報科学研究所編. 看護技術がみえる vol.1 基礎看護技術. 東京, メディックメディア, 2014, 290-3.

# 3 ギプス固定・ギプスカット

岡山医療センター 整形外科 **田村公一**

## はじめに

　ギプス固定は骨折治療において、局所の安静を得るために簡便で有効な方法です。ギプスとは石膏（硫酸カルシウム粉末）のことであり、水に浸して硬化させるものです。石膏は硬化に非常に時間がかかるため、近年では水硬性樹脂を含んだグラスファイバー製（プラスチックギプス）が主流になっています。「ギプスを使用しない整形外科はない」といっても過言ではなく、外来治療ではとくに使用する頻度が多いです。

　基本的にギプスを巻いたり、カットするのは医師ですが、看護師もギプスについて知識を得ることによって、円滑な介助ができると考えます。

## ギプスによる合併症

　ギプス装着後、装着した部位に激しい腫脹が生じることによって、循環障害を生じます。過度な場合、コンパートメント症候群（第8章1、p246参照）となり、コンパートメント症候群が生じたときには末梢の変色や局所の激しい疼痛が出現します。このときは緊急でギプスをカットし除圧することが必要になり、場合によっては緊急手術が必要になります。

　コンパートメント症候群を防ぐために、入院患者であれば患肢の腫脹や疼痛、また手指や足趾の運動が良好かを観察する必要があります。

## 実際の巻き方

　ギプスは上肢であれば手関節〜肘の手前まで、または上腕まで巻くことが多いです（図1）。下肢であれば足関節〜膝下、または大腿まで巻くこともあります。

　本稿では手関節〜肘の手前までのギプスについて解説します。

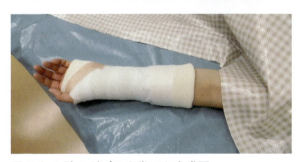

図1 ◆ 上肢のギプスを巻いた完成図

## 実際の手順

### ギプス固定

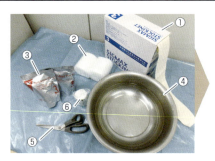

❶ 準備物品は、①適切なサイズのストッキネット、②下巻き、③ギプス、④十分な量の水を張った容器、⑤ハサミです。必要に応じて⑥包帯を用意する場合もあります。

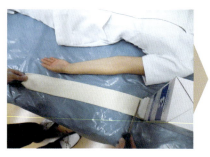

❷ まず、ストッキネットをギプスを巻くために必要な長さで切ります。このとき余裕をもって長めに切っておけば後の処置が楽になります。ストッキネットは皮膚の保護のために用います。

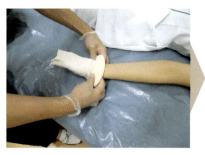

❸ ストッキネットを愛護的に被せます。このときに事前にストッキネットを巻き込んでから巻くと患部への負担が少ないです。

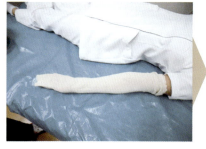

❹ ギプスを巻く予定の先までストッキネットを被せます。

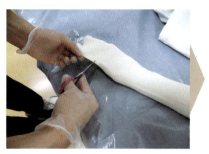

❺ ストッキネットが巻けたら母指のところに1cmほど切れ目を入れます。これによって母指が出てギプスが巻けるようになります。

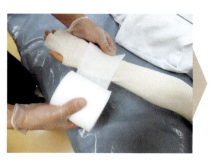

❻ 次に下巻きを巻きます。上肢と下肢ではサイズが異なるので、サイズの合ったものを医師に渡してください。子ども用の小さな下巻きもあります。

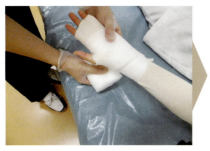

❼ 手の先のほうから巻いていきます。巻いているときに患者の母指と示指を持ってつり上げることによって下巻きが巻きやすくなります。

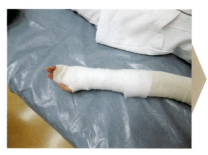

❽ 下巻きはギプスを巻く予定の少し先まで巻いていきます。下巻きができたらギプスの用意をします。

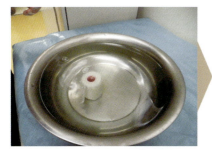

❾ ギプスも巻く部位によってサイズが異なるので（上肢なら3号、下肢は4号など）、サイズの合ったものを用意します。十分に水を張った容器にギプスがすべて浸かっていること、ギプスから気泡が出ていることを確認します。

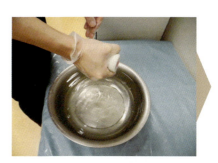

❿ ギプスから気泡が出て5秒程度経過すると気泡が落ち着くので、そのタイミングで水から上げます。適度に水気をきってから医師に渡します。

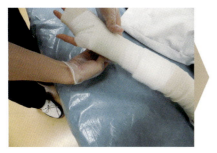

⓫ ギプスも前述の下巻きと同じように巻いていくので、母指と示指を持ってつり上げるなどして介助をします。

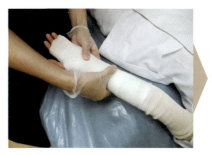

⓬ ギプスが巻けたらモールディング（ギプスの形を整えること）をします。

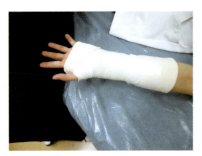

⑬ ギプスが巻けたらストッキネットを折り返してギプスにテーピングをします。折り返すことによってギプスの端と皮膚との直接接触を防ぐことができます。

## ギプスカット

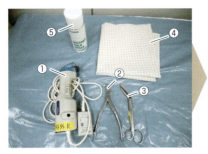

❶ 準備するものは、①ギプスカッター、②スプレッダー、③ハサミ、④シーツ、必要に応じて⑤冷却スプレーです。

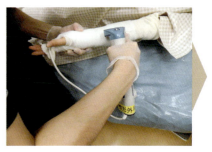

❷ ギプスカット時にギプス粉が患者に飛ばないようにシーツで保護します。子どもの場合は手で目を保護してください。内側、外側をギプスカッターでカットします。

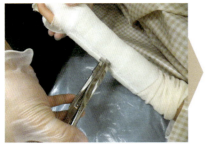

❸ 両側をカットできたらスプレッダーでギプスを広げます。

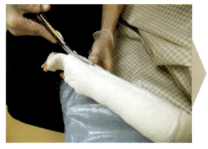

❹ スプレッダーで十分広げた後に、ハサミを使って下巻きの両側を切ります。

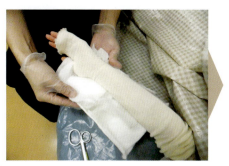 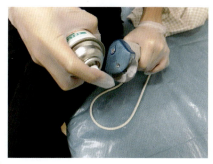

❺ 下巻きが切れたら広げて、ギプスと下巻きを除去し、ストッキネットを除去します。このときギプスを巻いていた箇所が汚染されているので、ぬれたタオルなどで患部を清拭します。

❻ ギプスカットの途中でカッター先端が過度に熱をもった場合は、冷却スプレーで冷やしてから再開します。

◆引用・参考文献
1）国分正一ほか．標準整形外科．第9版．鳥巣岳彦ほか総編集．東京，医学書院，2005，148-50．

# 4 シーネ固定

岡山医療センター 整形外科 **田村公一**

## はじめに

　シーネ（副子）固定とは添え木固定のことであり、ギプスのように全周性に巻くのではなく、帯状の副子を患肢にあてがい包帯固定する方法です。固定性という点ではギプス固定よりも若干劣りますが、患者自身でもつけ外しが可能であり、また患肢に創部がある場合には創部の観察も容易に行えます。利点と欠点を押さえたうえで使用されるべきと思われます。

　本稿では、上肢のシーネ固定について解説していきます。

## 実際の手順

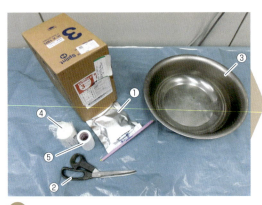

❶ 用意するものは、①サイズの合ったシーネ、②ハサミ、③十分に水を張った容器、④包帯、⑤テープです。今回は上肢なのでシーネは3号を用います（下肢なら基本的に4号）。

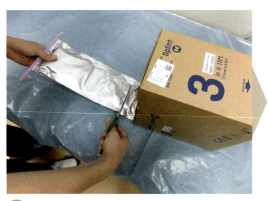

❷ 患者の上肢の長さに合わせてシーネをカットします。

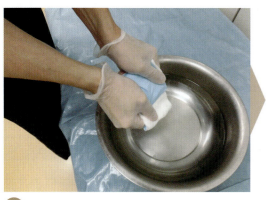

❸ カットしたシーネに水分を含ませます。余分な水気をきってから医師に渡します。

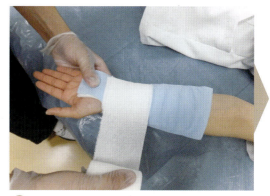

❹ シーネを患肢にあてがい、手の先のほうから包帯を巻きます。このときに母指と示指の間を広げるように介助を行うと巻きやすいです。

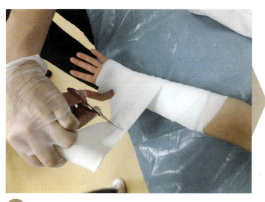

❺ シーネを少し超えるぐらいまで包帯を巻き、最後はテープで固定します。
シーネが固まるまでに医師がモールディング（シーネを上肢の形に沿わせること）を行います。その後、シーネが硬化するまで患肢は動かさないようにします。硬化したらシーネ固定は終了です。

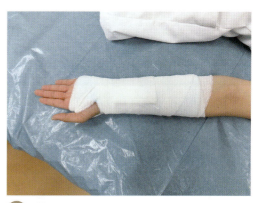

❻ 最後にシーネの端が皮膚に当たっていないかどうか、手指の運動はできるか、しびれや圧迫感は強くないかどうかを確認します。

◆引用・参考文献
1）国分正一ほか．標準整形外科学．第9版．鳥巣岳彦ほか総編集．東京，医学書院，2005，149-50．

# 5 創外固定

岡山医療センター 手術室副看護師長　西井雄作

## はじめに

　創外固定とは、骨折部を挟んだ両側の骨にピンまたはワイヤーを挿入し、骨のずれを可能なかぎり矯正し、**金属の支柱を連結して骨折を皮膚の外で固定する外固定**です。1980年代後半にイリザロフ法を基礎とする漸次矯正法や仮骨延長術の概念が紹介され、固定した骨片に圧迫力や伸張力をかけることができる創外固定器の革新が急速にすすみました[1]。

　骨折部が感染しやすく直接手術できないような開放骨折をはじめ、多発外傷、骨髄炎をともなう偽関節、粉砕骨折、骨盤骨折、四肢骨延長術、関節固定術、または適切な内固定が行えない場合など、適応は広いです。本稿では、創外固定の看護を中心に述べます。

## 創外固定の構造

　創外固定器はピンまたはワイヤー、クランプ、ロッドまたはリングなどのパーツで構成されています（図1）。これらを組み合わせることで固定を行います（図2）。

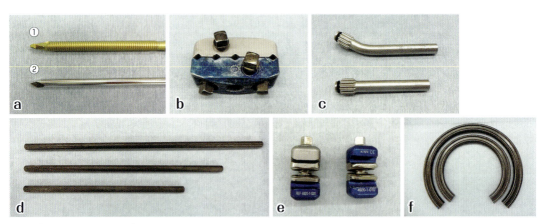

**図1 ◆ 創外固定器のパーツ**
a：ピン。①ハーフピン：ネジが切ってあり、強い固定力があります。②貫通ピン、ワイヤー：患部を貫通させて、両側をクランプして使用します。
b：創外固定クランプ。
c：創外固定ポスト。
d：創外固定バー。
e：創外固定連結器。
f：リング型固定器。

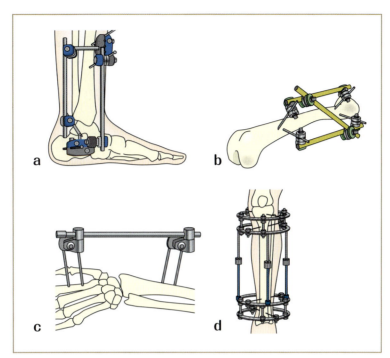

**図2 ◆ さまざまな創外固定器**
a：関節をまたいだ創外固定。
b：下腿部の創外固定。
c：上肢の創外固定。
d：イリザロフ創外固定器。

## 創外固定の利点と欠点

### 1. 利点

- 低侵襲。
- 設置後に矯正が可能。
- 開放創や感染創の観察が容易。
- 骨折部の軟部組織の保護が可能。
- 設置、抜釘の手技が簡便。

### 2. 欠点

- ピン、ワイヤー刺入部の感染。
- ロッド、フレームの体外への突出。
- 入浴の制限。
- 神経・血管損傷。
- 関節可動域の制限。

## 術前の看護

創外固定の術後は、体外に器械が露出し、患部がピンやワイヤーで串刺しになった状態となります（図3）。そのため、術後に精神的ショックを受けないよう配慮し、患者に術前から創外固定器を見てもらい、術後のイメージをもってもらうことが重要です。

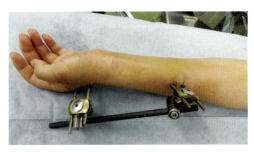

図3 ◆ 術後の写真

## 術後の看護

### 1. 処置

①ピン周囲の消毒：2～3日おきに消毒を行います。ピン刺入部から外側に消毒していきます。このときピン刺入部の観察を行います。

②ピン周囲にガーゼを巻く：ピン周囲はガーゼ保護し、清潔に保てるようにします（図4）。

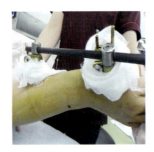

図4 ◆ ガーゼ保護

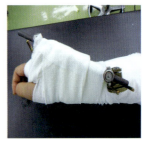

図5 ◆ 弾性包帯でのカバー

③弾性包帯でカバーする：基本的には弾性包帯でカバーしなくても問題ありませんが、見た目を気にする場合は、弾性包帯を巻き、創外固定が見えないように配慮することもあります（図5）。

### 2. 観察ポイント

- 骨折部や創部の疼痛の有無。
- 創部からの出血や浸出液の有無。
- 循環障害の有無（動脈の触知、冷感、浮腫、皮膚や爪の色）。
- 末梢神経障害の有無（しびれ、疼痛、知覚鈍麻、神経麻痺）。
- ピン刺入部の異常の有無（発赤、腫脹、疼痛、浸出液、ゆるみ）。
- 関節拘縮の有無。
- コンパートメント症候群（疼痛、知覚異常、麻痺、皮膚蒼白、脈拍消失）。

## 日常生活援助

- 入浴：長期間創外固定になる患者に関しては、シャワー浴を行います。短期間の場合は消毒、ガーゼ交換のみを行います。
- 更衣：着脱しやすい衣服を選択し、健側から脱ぎ、患側から着ます。
- 運動：固定部位によっては関節可動域に制限が生じます。関節拘縮予防のためにも可動域訓練が必要です。
- 環境：上下肢とも患側を下にできないため、ベッドは健側から昇降できるようにします。

## ケアのポイント

- 創外固定のしくみ、構造を理解することが術後看護につながります。
- 感染、神経障害など合併症に注意します。
- 術前から患者に術後のイメージをもってもらいます。

◆引用・参考文献

1）大関覚. 創外固定器の種類と仕組み. 整形外科看護. 13(8), 2008, 773-9.

# 6 直達牽引

岡山医療センター 整形外科 **金澤智子**

　直達牽引は skeletal traction ともよばれ、骨に牽引力を直接作用させる方法です。==骨折部の整復・保持や、患肢の安静、疼痛の緩和を目的として行われます。==多くは骨に鋼線を貫通させて引っ張る鋼線牽引ですが、頚椎の牽引の場合などは貫通させず頭蓋骨にピンを刺入し、牽引を行います。介達牽引よりも強い牽引力を加えることができるのが特徴です。

　施行中は正しい肢位が保持され、正しい方向に牽引されていることを確認する必要があります。牽引療法中は体が牽引方向に移動しやすいため、砂嚢などで固定を行い、体の移動を予防します。

　基本的に牽引刺入は医師が行いますが、看護師も手順を知っておきましょう。

## 実際の手順

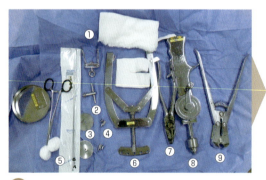

❶ 必要物品を用意します（①鋼線緊張器、②チャックハンドル、③固定皿、④固定ネジ、⑤キルシュナー鋼線、⑥鋼線緊張弓、⑦アメリカンペンチ、⑧ドリル、⑨ピンカッター）。

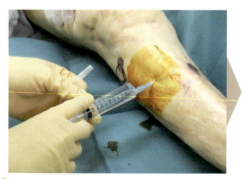

❷ 患肢の消毒と局所麻酔を行います。

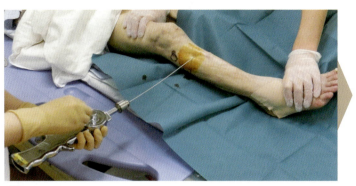
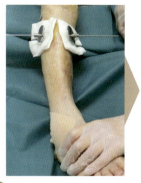

❸ 鋼線を刺入します。しっかりと患肢を保持します。

❹ 刺入部を切り込み、ガーゼで保護し、固定皿、固定ネジで固定します。

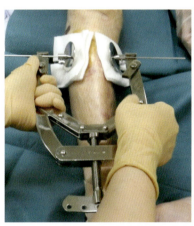
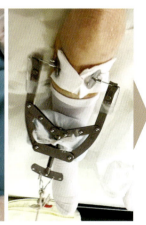

❺ 鋼線緊張弓を装着し、鋼線の先端を曲げて保護します。当院では注射針のキャップなどを使用しています。

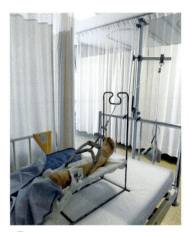

❻ 牽引をかけます。

## 直達牽引時のケアの注意点

図1に直達牽引時のケアの注意点を示します。
①牽引機器をチェックします（重錘が床やベッドに触れていないか、重錘は指示どおりの重さになっているか、牽引ロープが滑車から外れていないか）。
②鋼線刺入部の皮膚トラブルの有無を確認します（出血が持続していないか、浸出液が多かったり、排膿や発赤など感染を疑う徴候はないか）。
③牽引療法中は体位変換を自分で行うことができません。圧迫による神経障害や褥瘡が生じやすくなります。下肢の牽引の場合、下腿は外旋位をとりやすく、腓骨神経麻痺を起こす場合があるので注意が必要です（腓骨神経麻痺の有無を確認、足関節の背屈障害がないか、下腿外側〜足背のしびれや痛みがないか）。
④牽引具による皮膚トラブルの有無を確認します（牽引方向がずれたり、牽引力が不足していると、緊張弓が皮膚を圧迫し、潰瘍を生じることがあるので要注意）。

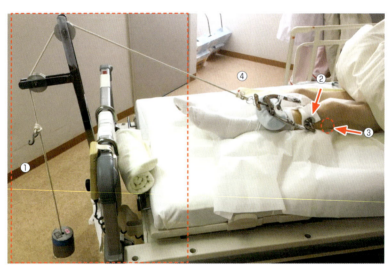

図1 ◆ 直達牽引時のケアの注意点

# 7 介達牽引

岡山医療センター 整形外科 **金澤智子**

　介達牽引とは、皮膚、軟部組織を介して牽引する方法をいいます。**トラックバンドとよばれるスポンジゴムを皮膚に当てて、弾性包帯で圧迫固定し、四肢を牽引**します。簡便であるという利点はありますが、摩擦による皮膚の炎症や水疱形成、圧迫による神経麻痺を生じやすいという欠点があります。直達牽引と比較すると、牽引力も弱く（約3kgまで）、強い牽引力を必要としない場合に短期間使用します。

## 実際の手順

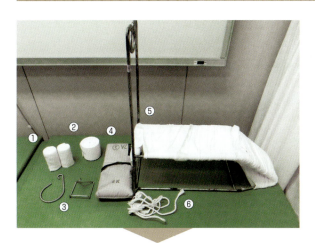

❶ 必要物品を用意します（①弾性包帯、②トラックバンド、③牽引金具、④重錘、⑤ブラウン架台、⑥ロープ）。

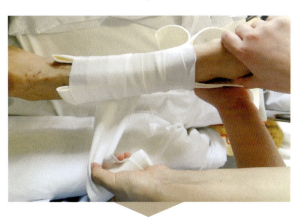

❷ 介助者が牽引しながら患肢を保持し、トラックバンドを腓骨頭の手前で折り返し、弾性包帯を巻きます。

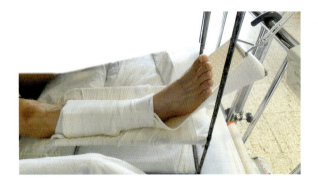

❸牽引金具にロープをかけ、指示された重錘で牽引します。

## 介達牽引時のケアの注意点

- 介達牽引を行う際は直達牽引と同様に、正しい肢位と正しい牽引力で、牽引方向を維持して、神経麻痺や循環障害、皮膚トラブルを予防することが重要。
- 介達牽引では、とくに皮膚とトラックバンドによる摩擦のため、発赤、水疱、びらんといった皮膚トラブルを生じやすくなる。1日1回はトラックバンドを外して皮膚状態を観察し、巻き直しを行う必要があります。
- 巻き直しの際には介助者が患肢を徒手牽引し、整復位を維持するように注意が必要です。

# 第 3 章

# 上肢の骨折

| | | |
|---|---|---|
| 1 | 鎖骨骨折 | 60 |
| 2 | 上腕骨近位端骨折 | 66 |
| 3 | 上腕骨骨幹部骨折 | 72 |
| 4 | 肘関節周囲骨折（成人） | 76 |
| 5 | 前腕骨骨折 | 89 |
| 6 | 橈骨遠位端骨折 | 93 |
| 7 | 手指の骨折 | 98 |
| 8 | 上肢の骨折後のケア | 106 |
| 9 | 上肢の骨折後のリハビリテーション | 113 |

# 1 鎖骨骨折

福山市民病院 整形外科科長　寺田忠司

## 病　態

### 解剖生理

　鎖骨は可動による上肢の体幹部への短縮を防止し、吊り下がる上肢を保持する機能をもちますが、上肢と体幹の距離を規定する唯一の骨であるということが重要です。鎖骨の変形癒合や短縮は、美容的な外観上の問題だけでなく、筋バランスの変化や肩甲骨胸郭関節のアライメント異常も生じるため、肩関節の可動域制限、肩甲帯の易疲労感や持久力低下などの症状が残存することがあります[1]。したがって、鎖骨骨折の治療目的は、早期の除痛と、早期に関節可動域訓練を可能とすることに加えて、もとどおりの長さと弯曲に戻すことが非常に重要です。

### 受傷機序

　おもに介達外力と直達外力に分けられます。介達外力は、高所からの転落や、スキーなどで転倒して肩を強打すると、鎖骨が外側から圧迫されることによって骨折が生じます。直達外力は、車の交通事故の際にシートベルトやハンドルなどで直接強打した場合、または自転車での転倒や、ラグビーなどのコンタクトスポーツによって生じます。

### 患者の年齢と好発部位

　男性は13～19歳、および80歳以上の2つの年齢層における発生が多く、女性は80歳以上において多く発生します[2]。鎖骨骨折の部位は「内側端」、「骨幹部」、「外側端」の3つに分けられます（図1）。骨幹部骨折がもっとも多く約80％を占め、次に外側骨折が約15％、内側骨折がもっとも少なく約5％といわれています[1]。本稿では、おもに鎖骨骨幹部骨折について記述します。

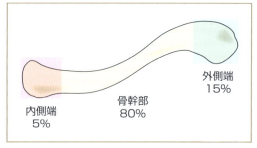

図1　鎖骨骨折の好発部位と頻度

## 症　状

　骨折部の痛み、腫脹、熱感がみられます。転位が大きくなると、外観で変形が明らかとなることがあります。転位の形態は、角状変形と短縮が生じます（図2）。角状変形とは、胸鎖乳突筋によって近位骨片が頭側へ転位し、上肢の重量によって遠位骨片が尾側へ転位することによる頭側凸の特徴的な形態のことです。短縮は、遠位骨片に付着する僧帽筋と、上腕骨に付着する大胸筋によって生じます[1]。そして、痛みのために肩関節の可動域制限が生じます。

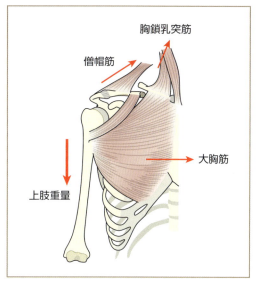

図2　鎖骨骨幹部骨折の転位方向

## 診　断

　病歴と診察所見から、ほとんどの場合において容易に診断が可能です。保存治療と手術治療の判断のためには、単純X線撮影が有用です。粉砕や転位の大きさなど、骨折部の詳細な情報を得るためにはCTが有用です。さらに、MRIにおいて、肩鎖関節損傷や腱板損傷などの合併損傷が明らかとなる場合があります。

## ナースに知っておいてほしいポイント

　鎖骨バンドで固定されているときに、締め方が強いと腋窩神経麻痺を生じることがあるので、肩の外側（三角筋）の知覚障害の有無を確認してください。三角巾やスリングで固定した状態であれば、安静度は制限がありません。まれに血腫などによって、鎖骨下動脈の圧排、血流低下を生じることがあるので、両側の橈骨動脈の触知を確認してください。

# 治　療

## 治療の選択肢

1. **保存治療**
   骨折部の転位が軽度の場合

2. **プレート固定**
   転位が大きい場合、粉砕がある場合、多発外傷の場合

3. **髄内ピン固定**
   単発外傷の場合、後療法が守れる場合

## 1 保存治療

　骨折部の転位が軽度の場合に適応となり、**鎖骨バンド（8字包帯）、三角巾、スリング（アームホルダー）などが固定に用いられます**（図3）。鎖骨バンドとスリングでは、スリングのほうが初期の2週間の痛みは少ないようですが、骨癒合率、機能、整容には差がなく、受傷時の転位形態のまま骨癒合します[3]。鎖骨長の10％以上、または15〜20mm以上の短縮は治療成績が低下[4,5]するため、保存治療の適応となるのは、骨折部の転位が軽度の場合に限定されます。

　合併症として、鎖骨下動静脈損傷や鎖骨下動静脈血栓塞栓症、腕神経叢麻痺、血気胸、変形癒合、偽関節（癒合不全）、再骨折などがあります[6]。偽関節の発生頻度は約14％といわれ、完全転位（主骨片同士が100％以上転位）、女性、高齢、粉砕、喫煙は偽関節のリスクファクターで、偽関節が危惧される場合は手術治療を考慮します[2,7]。

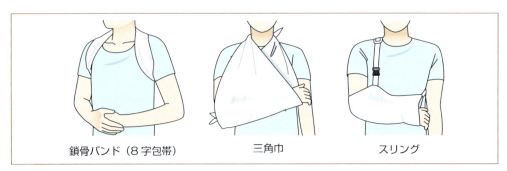

　　　鎖骨バンド（8字包帯）　　　　　三角巾　　　　　スリング

図3 ● 保存治療の固定法

### ❷ プレート固定（図4）

　手術の適応は、2cm以上の転位あるいは短縮、粉砕（骨片が3-part以上）、分節骨折、開放骨折が対象となります[1]。骨折型以外に関連する損傷として、修復を要する神経血管損傷、進行する神経麻痺、同側上肢の多発骨折、floating shoulder（鎖骨と、肩甲骨や上腕骨の合併骨折）、両側鎖骨骨折、多発外傷〔体位変換や座位、離床、リハビリテーション（以下、リハビリ）をすこしでも早く行うため〕なども手術適応となります[1]。特殊な場合として、高いレベルでスポーツを行っているアスリートに対しては、早期の競技復帰を目的に、転位が軽度な骨折でも手術を選択する場合があります[1]。

　プレート固定は、鎖骨をもっとも強固に固定できる方法です。強固に内固定することによって、骨折部の痛みが緩和し、早期にリハビリを開始することが可能です。プレートを当てる位置によって、上方あるいは前方（前下方）プレート法があります（図4a、b）。さらに、皮膚を大きく切開し、皮下組織や筋肉を鎖骨から剥離し、直視下に骨折部を整復する方法〔観血的整復固定術（open reduction and internal fixation：ORIF）〕と、小さな皮膚切開から骨膜上にプレートをすべり込ませて、骨折部の整復は透視下に確認する方法〔最小侵襲プレート骨接合術（minimally invasive plate osteosynthesis：MIPO）〕との組み合わせによって行われます（図4c、d）。合併症として、術中のドリリングなどによる神経血管損傷、鎖骨上神経損傷、感染、固定の失敗によるプレートの脱転や折損、手術創瘢痕、偽関節などがあります[2]。鎖骨の表面の軟部組織はもともと薄いため、プレートによる皮膚刺激症状がある場合には抜釘術を要します。さらに、抜釘後のスクリュー孔に

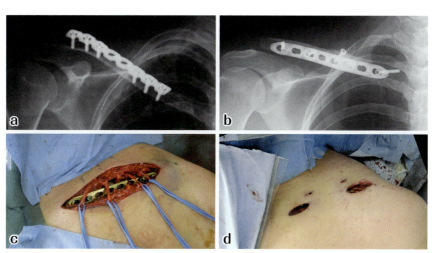

**図4 ◆ プレート固定法**
a：上方プレート法、b：前方（前下方）プレート法、c：ORIF、d：MIPO。
a、bおよびc、dの組み合わせで行われます。

起因する再骨折が発生することがあります。

## ❸ 髄内ピン固定

　髄内ピン固定は手技が容易であり、小さな皮膚切開で手術が可能であるため、**軟部組織に対して低侵襲で、なおかつ良好な仮骨形成をともなって骨癒合するため、鎖骨骨折の手術として理想的**です。さらに、キルシュナー鋼線という非常に安価な医療材料で内固定が可能であることも、高額なプレート固定に比べて大きな利点です。しかし、**適応となる骨折型は、プレート固定に比べて限定されます。**

　髄内ピン固定には、2種類の考え方があります（**表1**）。1つは骨折部を展開、直視することなく経皮的に髄腔内にキルシュナー鋼線を挿入する経皮的髄内ピン固定（percutaneous intramedullary pinning with closed reduction：PPCR法）です。手技が簡便で骨癒合率も高く、低侵襲で有用な術式といえます。横骨折や短斜骨折がよい適応となりますが、鎖骨の長さが維持できる程度の、主骨片間の接触が得られたかどうかを術中に判定することが困難なため、最終的な短縮変形癒合を許容した術式であり、保存治療の補助という考え方に基づいた治療法となります。もう1つは、骨折部の整復を直視下に行う小切開観血的髄内ピン固定（intramedullary pinning with open reduction：POR法）です。骨折部直上に2～3cmの皮膚切開を要しますが、解剖学整復位が得られるため、鎖骨の長さと弯曲をもとどおりにすることを目的とした術式であり、PPCR法とはコンセプトが大きく異なります[8]。PPCR法は骨癒合を得ることを優先し、短縮した状態での骨癒合を許容しているため、2-part、3-part骨折のみならず粉砕骨折に対しても適応があり

表1 ◆ 2種類の髄内ピン固定法

| | 経皮的髄内ピン固定（PPCR法） | 小切開観血的髄内ピン固定（POR法） |
|---|---|---|
| 2-part | | |
| 3-part | | |
| 粉砕（4-part以上） | | |

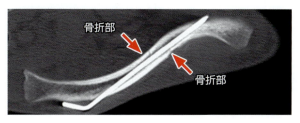

**図5 ◆ 鎖骨のS字形状と髄内ピンの位置関係**
近位および遠位骨片内に、十分な長さのキルシュナー鋼線を挿入する必要がある（少なくとも両骨片に対してそれぞれ3cm以上の挿入が望ましい）。

ます。それに対して、POR法はもとどおりの鎖骨長に回復することを目標としているため、粉砕骨折には適応がありません。プレート固定に比べて固定力は劣るため、術後の安静が守れない場合や、脳損傷合併例やせん妄の発生が予想される場合には勧められず、単発外傷や後療法を厳守できる場合が適応となります[9]。

鎖骨は頭側から見るとS字型をしており、髄腔内にキルシュナー鋼線を挿入する際に内側骨片と外側骨片のそれぞれに対して十分な長さのキルシュナー鋼線が挿入されていないと固定力不足になる可能性があるため[9]、術前の計画が重要となります（図5）。合併症として鎖骨上神経損傷、感染、キルシュナー鋼線の折損および折損したキルシュナー鋼線の迷入（肺[10]、脊髄[11]など）などがあります。プレート固定に比べて抜釘術を要する頻度は少なく[1]、さらに仮骨形成をともなって骨癒合するため、抜釘後の再骨折の発生頻度が少ないことは利点といえます。

◆引用・参考文献

1) McKee, MD. "Clavicle fractures". Rockwood and Green's fractures in adults. 8th ed. Court-Brown, CM, et al. eds. Philadelphia, Lippincott Williams & Wilkins, 2014, 1427-73.
2) Khan, LA. et al. Fractures of the clavicle. J Bone Joint Surg Am. 91(2), 2009, 447-60.
3) Lenza, M. et al. Conservative interventions for treating middle third clavicle fractures in adolescents and adults. Cochrane Database Syst Rev. 5, 2014, CD007121.
4) Rasmussen, JV. et al. A retrospective study of the association between shortening of the clavicle after fracture and the clinical outcome in 136 patients. Injury. 42(4), 2011, 414-7.
5) Matsumura, N. et al. Effect of shortening deformity of the clavicle on scapular kinematics: a cadaveric study. Am J Sports Med. 38(5), 2010, 1000-6.
6) O'brien, MJ. et al. Clavicular fractures. Current Orthopaedic Practice. 21, 2010, 429-34.
7) Robinson, CM. et al. Estimating the risk of nonunion following nonoperative treatment of a clavicular fracture. J Bone Joint Surg Am. 86(7), 2004, 1359-65.
8) 寺田忠司ほか. 鎖骨骨幹部long oblique骨折に対する髄内ピン固定は短縮を制御できない？. 中部日本整形外科災害外科学会雑誌. 59(5), 2016, 1041-2.
9) 寺田忠司ほか. 青年鎖骨骨幹部骨折に対する髄内ピン固定の治療成績. 中部日本整形外科災害外科学会雑誌. 58(6), 2015, 1147-8.
10) Nakayama, M. et al. Migration of the Kirschner wire from the clavicle into the intrathoracic trachea. Ann Thorac Surg. 88(2), 2009, 635-4.
11) Mamane, W. et al. Spinal migration of a Kirschner wire after surgery for clavicular nonunion. A case report and review of the literature. Chir Main. 28(6), 2009, 367-9.

# 2 上腕骨近位端骨折

福山市民病院 整形外科科長 **寺田忠司**

## 病　態

### 解剖生理

　肩関節は、小さな肩甲骨関節窩に大きな上腕骨頭が乗っており、その周囲を関節唇、関節包、靱帯、筋肉に覆われている構造をしています（図1）。肩関節は関節のなかでもっとも大きな可動域をもちますが、骨同士の接触面積は非常に少なく、不安定な関節といえます。肩関節は肩関節周囲炎（いわゆる五十肩）で知られているように==拘縮しやすい関節なので、保存治療・手術治療ともに、可及的早期に関節可動域訓練などのリハビリテーションを開始することが重要==です。

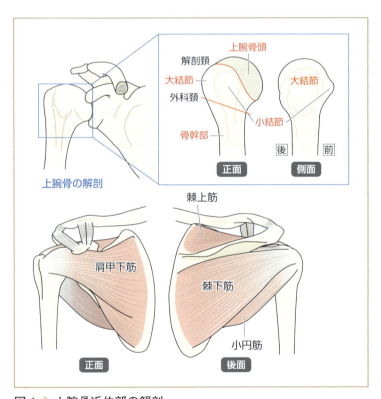

図1 ● 上腕骨近位部の解剖

## 受傷機序と患者の年齢

　上腕骨近位端骨折は、全骨折の 4 ～ 5％の発生頻度です[1]。転倒などの低エネルギー外傷によって高齢者に発生する場合と、スポーツや墜落、交通事故などの高エネルギー外傷によって青壮年に発生する場合があります。大腿骨近位部骨折（股関節）、橈骨遠位端骨折（手関節）、脊椎圧迫骨折と並んで高齢者に多い骨折です。とくに女性に多く、高齢になるにつれて発生率が増加し、85 歳以上では約 200 人 /10 万人 / 年といわれています[2]。また、子どもでは骨端線（成長軟骨板）の損傷を含む場合が多く認められます。

## 症　状

　肩関節部の変形、骨折部の痛み、腫脹、熱感、肩関節の可動域制限がみられます。受傷数日後には、胸部から上腕にかけて広範囲に皮下出血が認められます。

## 診　断

　肩関節周囲を強打したという病歴と、圧痛点から診断は比較的容易です。単純 X 線写真で診断が可能ですが、治療法の決定のためには、関節軟骨を含む骨頭骨片の大きさや、大結節および小結節に骨折が及んでいるかどうかの判断が重要なため、CT は非常に有用です。骨折にともなって骨頭骨片が肩甲骨関節窩から脱臼した場合には、緊急での徒手整復を要し、徒手整復が困難な場合には、すみやかに観血的に整復する必要があります。70 歳以上では無症候性変性腱板断裂が約 50％に認められ[3,4]、さらに本骨折に新鮮腱板損傷が合併することもあります[5]。本骨折は、腱板損傷の有無も治療成績に影響するため[5]、超音波や MRI による評価も大切です。

　骨折型は Neer 分類[6]（図 2）が簡便であり、治療方針に直結することが多いため、もっとも使用されています。解剖頚（関節内）、外科頚（関節外）という分類に加えて、骨片の数によって、おおまかに 2-part 骨折、3-part 骨折、4-part 骨折に分けられます。

## ナースに知っておいてほしいポイント

　三角巾やスリングで固定した状態であれば、安静度は制限がありません。神経麻痺が生じることはめったにないので、浮腫の防止や拘縮を予防するために、手指の自動運動をしっかり行ってもらうことが重要です。

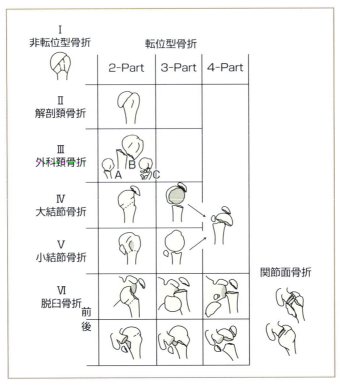

**図2 ● 上腕骨近位端骨折のNeer分類**

## 治　療

### 治療の選択肢

**① 保存治療**
骨折部の転位が軽度の場合

**② プレート固定**
転位が大きい場合、多発外傷の場合

**③ 髄内釘固定**
転位が大きい場合で、近位骨片の粉砕がない場合、多発外傷の場合

**④ 人工骨頭置換術、人工関節置換術**
近位骨片（骨頭骨片）が粉砕した場合

### 1 保存治療

骨折部の転位が軽度の場合に適応となり、三角巾、三角巾＋胸部固定帯（肋骨骨折時に使用するもの）、スリング（アームホルダー）、ストッキネットベルポーなどが用いられます（図3）。約3～4週間の固定を行い、疼痛の軽減に合わせて関節可動域訓練を開始することが多いですが、症例によっては受傷1週後から下垂位での早期運動療法（石黒法[7]）を開始し、良好な成績が得られるとの報告もあります。固定期間中も手指の腫脹を軽減させるために、手指の自動運動を積極的に行うように指導することも大切です。

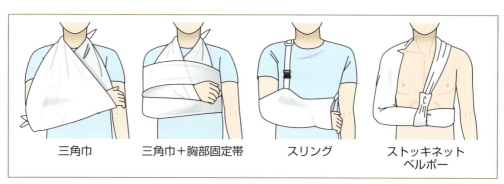

図3 ◆ 保存治療の固定法

三角巾　　三角巾＋胸部固定帯　　スリング　　ストッキネットベルポー

### 2 プレート固定

手術の適応は、転位の大きな2-part骨折、3-part骨折、および4-part骨折の一部です（図4）。外反陥入型などの転位が少ない場合や、青壮年で良好な骨質が期待できる場合には骨接合術（プレート固定、髄内釘固定）を選択することがありますが、粉砕をともなう4-part骨折や、骨粗鬆症などによって骨質が良好でない場合には、人工骨頭置換術や人工肩関節置換術が適応となります[8]。

術後合併症として、整復不良、再転位（矯

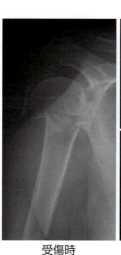
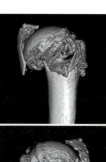
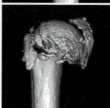
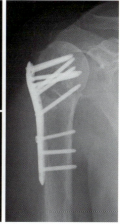

受傷時　　　　　　　　術後

図4 ◆ プレート固定

正損失）、カットアウトやスクリューの骨頭穿孔、上腕骨頭壊死、インピンジメント症候群や感染などが挙げられます[9]。骨頭骨片が小さい場合には、骨頭への血流障害によって上腕骨頭壊死の発生[10]が危惧されるため、骨接合術あるいは人工骨頭置換術の判断が重要です。3～4-part 骨折に対して骨接合術（プレート固定、髄内釘固定）が行われ、長期の経過観察が可能であった症例において、約30％以上の上腕骨頭壊死が認められています[11～13]。

### ❸ 髄内釘固定

髄内釘固定は、髄内釘自体が骨頭骨片の軟骨下骨をとらえることによって、近位骨片を強固に固定できることが最大の特徴です（図5）[14]。生体力学的に非常に優れた内固定法ですが、髄内釘を髄腔内に挿入するためには、損傷していない腱板（とくに棘上筋腱）に、メスによる切開を加えなくてはならないという特性があるため、術後に肩関節痛が残存する場合があり、若年者への使用が控えられる傾向がありました。しかし、近年は直線型髄内釘が主流となりつつあり、棘上筋腱の大結節付着部を損傷せずに髄内釘を挿入できる症例が増加し[14,15]、術後の腱板に関連する愁訴が減少傾向[16]にあるため、年齢制限が設けられない傾向にあります。

==プレート固定に比べると、髄内釘は適応となる骨折型が限定されます。==転位が大きい2-part 骨折がもっともよい適応です。3-part 大結節骨折においては、骨質が良好な場合や、髄内釘挿入部が骨折線と重ならない場合に適応となります[11]。4-part 骨折は、原則として適応外と考えられます。

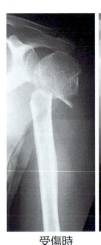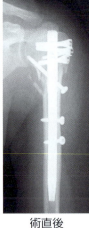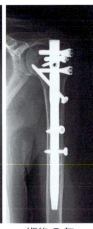

受傷時　　術直後　　術後3年

図5 ◆ 髄内釘固定

### ❹ 人工骨頭置換術、人工関節置換術

粉砕が高度で、骨接合を成功させるための整復が困難な場合に適応となります。人工骨頭置換術においては、大結節と小結節を確実に骨癒合させて、それぞれの骨片に付着している腱板を機能させることが、治療成績の向上につながります（図6a）。近年は、リバース型人工肩関節（図6b）が使用可能となり、三角筋の収縮のみで肩関節の挙上が可能であるため、腱板断裂や腱板機能不全の症例においても手術適応となることがあります。

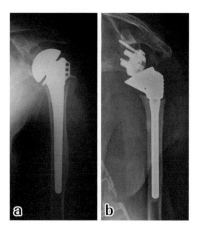

図6 ◆ 人工骨頭置換術（a）、
　　　リバース型人工肩関節置換術（b）

◆引用・参考文献

1) Cadet, ER. et al. Hemiarthroplasty for three- and four-part proximal humerus fractures. J Am Acad Orthop Surg. 20(1), 2012, 17-27.
2) Tsukutani, Y. et al. Epidemiology of fragility fractures in Sakaiminato, Japan: incidence, secular trends, and prognosis. Osteoporos Int. 26(9), 2015, 2249-55.
3) Yamamoto, A. et al. Prevalence and risk factors of a rotator cuff tear in the general population. J Shoulder Elbow Surg. 19(1), 2010, 116-20.
4) Sher, JS. et al. Abnormal findings on magnetic resonance images of asymptomatic shoulders. J Bone Joint Surg Am. 77(1), 1995, 10-5.
5) Fjalestad, T. et al. Rotator cuff tears in proximal humeral fractures: an MRI cohort study in 76 patients. Arch Orthop Trauma Surg. 130(5), 2010, 575-81.
6) Neer, CS. 2nd. Displaced proximal humeral fractures. I. Classification and evaluation. J Bone Joint Surg Am. 52(6), 1970, 1077-89.
7) 石黒隆. 手の骨折に対する保存的治療. 日本整形外科学会雑誌. 91(7), 2017, 451-8.
8) 寺田忠司. 高齢者の上腕骨近位端骨折を治療する上で一番大切なことは何か？. MB Orthop. 29(12), 2016, 51-8.
9) Sproul, RC. et al. A systematic review of locking plate fixation of proximal humerus fractures. Injury. 42(4), 2011, 408-13.
10) Hertel, R. et al. Predictors of humeral head ischemia after intracapsular fracture of the proximal humerus. J Shoulder Elbow Surg. 13(4), 2004, 427-33.
11) Kloub, M. et al. Nailing of three- and four-part fractures of the humeral head: long-term results. Injury. 45(Suppl 1), 2014, S29-37.
12) Zirngibl, B. et al. Humeral head necrosis after proximal humeral nailing: what are the reasons for bad outcomes?. Injury. 47(Suppl 7), 2016, S10-3.
13) Bastian, JD. et al. Initial post-fracture humeral head ischemia does not predict development of necrosis. J Shoulder Elbow Surg. 17(1), 2008, 2-8.
14) Euler, SA. et al. Lack of fifth anchoring point and violation of the insertion of the rotator cuff during antegrade humeral nailing: pitfalls in straight antegrade humeral nailing. Bone Joint J. 96-B(2), 2014, 249-53.
15) Euler, SA. et al. Computed tomography-based prediction of the straight antegrade humeral nail's entry point and exposure of "critical types": truth or fiction?. J Shoulder Elbow Surg. 26(5), 2017, 902-8.
16) Lopiz, Y. et al. Proximal humerus nailing: a randomized clinical trial between curvilinear and straight nails. J Shoulder Elbow Surg. 23(3), 2014, 369-76.

# 3 上腕骨骨幹部骨折

福山市民病院 整形外科科長 　寺田忠司

## 病　態

### 解剖生理

　上腕骨骨幹部骨折は、非荷重肢であること、血流が豊富であること、厚い筋肉に囲まれているために変形が目立たないこと、変形治癒となっても肩関節（肩甲帯）の代償能力が高いことから、**保存治療に適した骨折**です。装具（functional brace）をはじめとする保存治療によって良好な治療成績[1]を得られることが知られていますが、その一方で、近年は早期の社会復帰や多発外傷例における早期離床などを目的として手術を選択する機会が増加しています。

### 受傷機序と患者の年齢

　上腕骨骨幹部骨折は全骨折の約1〜3％の頻度で発生し[2]、男性では30歳代に、女性では60〜80歳に発生のピークがあります[2,3]。受傷機転は転倒、交通事故、スポーツ外傷、労災事故、墜落、病的骨折などがあり、開放骨折は2〜5％程度とまれです[2,3]。

### 症　状

　上腕の変形、骨折部の痛み、腫脹、熱感、肩関節および肘関節の可動域制限がみられます。橈骨神経麻痺（図1）は10〜12％[4]に認められますが、ほとんどが自然に改善します。

### 診　断

　単純X線写真で診断が可能です。骨幹部を3つに分けると、中央1/3での骨折が約半数を占めます。中央1/3の単純螺旋骨折が最多で、次は近位1/3の単純螺旋骨折、中央1/3の横骨折と続きます[3]。

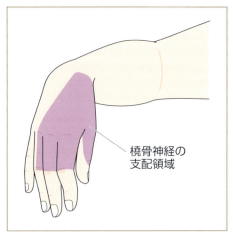

図1 ◆ 橈骨神経麻痺による下垂手
（橈骨神経の支配領域）

### ナースに知っておいてほしいポイント

**橈骨神経麻痺の合併の有無は必ず確認してください。** 症状は、手関節の背屈ができない、手指の伸展ができない、手背橈側の知覚障害です（図1）。

## 治　療

### 治療の選択肢

① **保存治療**
骨折部の転位が軽度で、全身状態が安定している場合

② **髄内釘固定（順行性、逆行性、エンダー釘など）**
転位が大きい場合、多発外傷の場合

③ **プレート固定**
転位が大きい場合、多発外傷の場合、若年者の場合

④ **創外固定**
開放骨折の場合、軟部組織や全身状態が悪い場合

### ① 保存治療

　歴史的には牽引、U字副子、体幹上肢ギプス、ハンギングキャスト法などが行われましたが、1977年にSarmientoら[5]が、重力と筋収縮による整復と、関節可動が可能なファンクショナルブレース（図2）を報告して以来、標準的に使用されています。治療成績は良好[1,6]ですが、遠位1/3の骨折では内反変形癒合となりやすいため、注意が必要です。

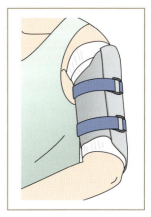

図2 ◆ Sarmientoらによるファンクショナルブレース

## ❷ 髄内釘固定

　手術の適応は、多発外傷、粉砕例（図3）、両側例、floating elbow（上腕骨と前腕骨の合併骨折）、血管損傷、橈骨神経麻痺などが挙げられます。徒手的に整復が可能な場合は、骨折部を展開することなく骨膜を温存できるため、骨癒合に有利です。分節型骨折や、がんの転移による病的骨折にも有用です。多くは順行性（肩関節から肘関節に向かって）髄内釘が選択されますが、上腕骨近位端骨折に対する髄内釘と同様に、髄内釘挿入部の腱板、上腕骨頭軟骨の損傷によって、術後の肩関節痛や関節可動域制限が残ることが心配されます。

　逆行性髄内釘は上腕骨顆上部での医原性骨折や異所性骨化が問題となることが多く、あまり用いられません。エンダー釘は上腕骨だけでなく、大腿骨や脛骨などに対しても幅広く使用されています（図4）。

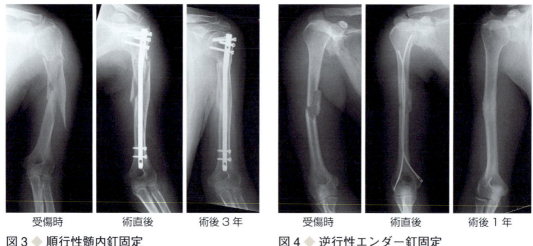

受傷時　　術直後　　術後3年　　　　　受傷時　　術直後　　術後1年
図3 ◆ 順行性髄内釘固定　　　　　　　　図4 ◆ 逆行性エンダー釘固定

## ❸ プレート固定

　後方や外側アプローチは、大きな皮膚切開と軟部組織の剥離を要し、橈骨神経を保護しつつプレート固定を行うため、侵襲が大きいと考えられています。近年主流になりつつある前方プレート法は（図5）、小さな皮膚切開からプレートを上腕骨の前面にすべり込ませる手技〔最小侵襲プレート骨接合術（minimally invasive plate osteosynthesis：MIPO）〕によって、早期から肩関節と肘関節の可動域が改善[7]することが知られています。

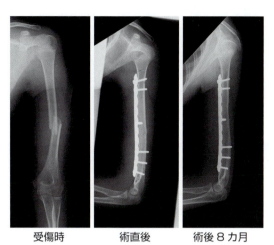

受傷時　　術直後　　術後8カ月
図5 ◆ 前方プレート固定

### ④ 創外固定

　開放骨折に対する初期治療として用いる場合や、高エネルギー外傷などによって全身状態が極度に悪い場合には、ダメージコントロールとして行われます。開放骨折部の感染徴候がなく、全身状態が安定した後に、髄内釘やプレート固定などの二期的手術が行われます。まれに骨癒合が得られるまで、創外固定を数カ月間装着せざるをえない症例もありますが、肩関節や肘関節の拘縮を生じないように、慎重にリハビリテーションを行う必要があります。

◆引用・参考文献

1) Sarmiento, A. et al. Functional bracing for the treatment of fractures of the humeral diaphysis. J Bone Joint Surg Am. 82(4), 2000, 478-86.
2) Tytherleigh-Strong, G. et al. The epidemiology of humeral shaft fractures. J Bone Joint Surg Br. 80(2), 1998, 249-53.
3) Ekholm, R. et al. Fractures of the shaft of the humerus. An epidemiological study of 401 fractures. J Bone Joint Surg Br. 88(11), 2006, 1469-73.
4) Garnavos, C. "Humeral shaft fractures". Rockwood and Green's fractures in adults. 8th ed. Court-Brown, CM. et al. eds. Philadelphia, Lippincott Williams & Wilkins, 2015, 1287-340.
5) Sarmiento, A. et al. Functional bracing of fractures of the shaft of the humerus. J Bone Joint Surg Am. 59(5), 1977, 596-601.
6) Zagorski, JB. et al. Diaphyseal fractures of the humerus. Treatment with prefabricated braces. J Bone Joint Surg Am. 70(4), 1988, 607-10.
7) Kobayashi, M. et al. Early full range of shoulder and elbow motion is possible after minimally invasive plate osteosynthesis for humeral shaft fractures. J Orthop Trauma. 24(4), 2010, 212-6.

# 4 肘関節周囲骨折（成人）

岡山済生会総合病院 整形外科医長　**森谷史朗**
同　　　　　整形外科診療部長　**今谷潤也**

## はじめに

　肘関節は上腕骨・尺骨・橈骨の3つの骨によって形成される、腕尺関節（上腕骨と尺骨）、腕橈関節（上腕骨と橈骨）、近位橈尺関節（橈骨と尺骨）の3つの関節が組み合わさってできています（正常な肘関節の骨性構造を図1に示します）。肘関節周囲骨折ではこの複雑な関節のどの部分がどのように骨折しているかを正しく診断し、もとの安定性と痛みのない可動性が得られる治療・ケアを要します。本稿では、成人の肘関節周囲骨折のうち、よく経験する上腕骨遠位端骨折、肘頭骨折、橈骨頭・頚部骨折の病態と治療について解説します。

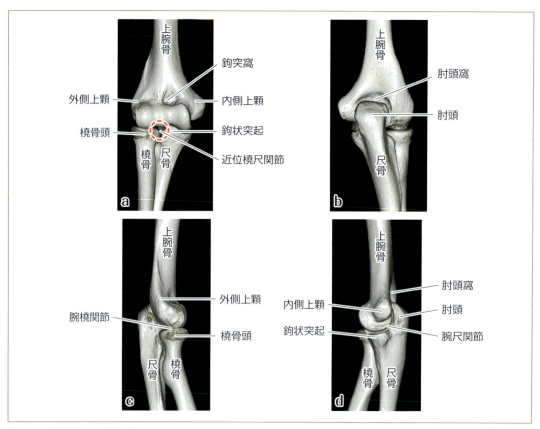

図1 ◆ 肘関節の骨性解剖
a：前方、b：後方、c：外側、d：内側。

## 上腕骨遠位端骨折

### 病　態

　上腕骨遠位端骨折は肘関節周囲骨折のなかで約1/3の頻度であり、治療がむずかしい骨折の1つとされています。上腕骨遠位部は外側柱、内側柱、関節面からなるトライアングル構造（図2）で形成されており、本骨折は発生病態や骨折部位によって大きく2つに分類できます[1]。

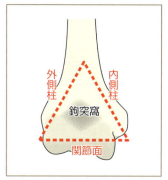

図2 ◆ 上腕骨遠位部のトライアングル構造

### 1. 上腕骨通顆骨折 （図3）

　骨粗鬆症がある高齢者の低エネルギー損傷（転倒など）に多いタイプで、上腕骨遠位部の膨らんだ部分（外側上顆と内側上顆といいます：図1参照）を通るように骨折します。

　肘関節痛や腫脹などの臨床所見と単純X線やCTの画像検査によって診断がつきます。骨折型は単純ですが、①肘頭窩や鉤突窩とよばれる上腕骨遠位部の"くぼみ"部分（図4）を通るために骨片間の接触する面積が小さい、②遠位骨片に回旋力がかかるなどの理由によって骨癒合が得られにくいという特徴があります[1]。

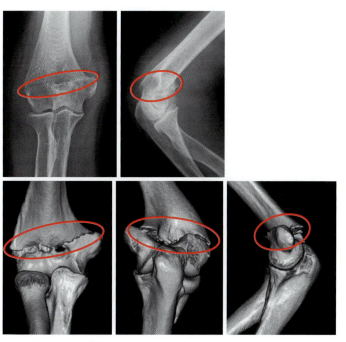

図3 ◆ 高齢者（70歳、女性、転倒）の上腕骨通顆骨折
外側上顆と内側上顆を結ぶように骨折線を認めます。

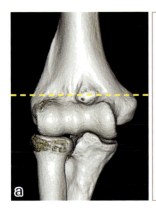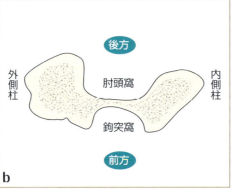

図4 ◆ 肘頭窩と鉤突窩で形成される上腕骨遠位部の"くぼみ"

上腕骨通顆骨折の骨折レベル（a）での断面像（b）。この"くぼみ"によって骨片間の接触面積は小さくなります。

## 2. 上腕骨遠位端関節内骨折・粉砕骨折（図5）

　青壮年者の高エネルギー損傷（交通事故やスノーボード外傷など）に多いタイプで、通顆骨折の要素に加えて関節面に骨折および粉砕をともなうことも多く、その場合トライアングル構造のすべてが壊れます。さらに、神経障害・血管障害・皮膚障害・開放骨折・多発外傷をきたすことも少なくないため、初療時には局所所見だけでなく全身状態を含めた医師・看護師によるプライマリケアが重要になります。

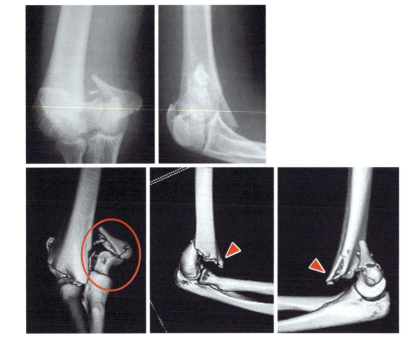

図5 ◆ 青壮年者（20歳、女性、スノーボード外傷）の上腕骨遠位端粉砕骨折

内側を中心に粉砕し、関節面に及ぶ骨折を認めます（〇）。主骨折部は大きく転位しています（▶）。

## 治　療

### 治療の選択肢

**① プレート固定**
現在、通顆骨折か関節内骨折かを問わず、観血的整復内固定術が可能なほとんどの症例に対して第1選択となっています

**② 人工肘関節全置換術（total elbow arthroplasty：TEA）**
著明な骨質不良例の粉砕骨折など、観血的整復内固定術が困難な症例

**③ 保存治療**
活動性の低い患者で骨折部の転位（ずれ）がまったくない症例や全身状態不良などで麻酔がかけられない症例

### ① プレート固定

近年、アナトミカルロッキングプレート（anatomical locking plate：ALP）といわれる、上腕骨遠位部特有の骨の形に適合し、かつ固定力の優れたプレートが開発[2]・導入され、本骨折の臨床成績は劇的に改善しました。

通顆骨折で粉砕のない場合はおもに外側ALP＋内側スクリュー固定（図6）、また、粉砕をともなう関節内骨折では関節面をもとの形に整復・スクリュー固定後、両側ALP固定（図7）によって上腕骨遠位部のトライアングル構造を再建します。ただし、両側

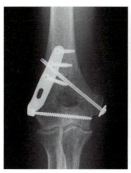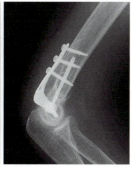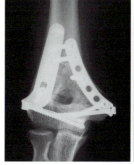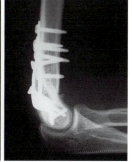

図6 ◆ 上腕骨通顆骨折（図3の症例）に対する外側ALP＋内側スクリュー固定

図7 ◆ 上腕骨遠位端粉砕骨折（図5の症例）に対する両側ALP固定

ALP固定法は固定性に優れますが、侵襲の大きさや手術手技・インプラントの複雑性などが原因でさまざまな合併症も指摘されており、その対策も必要になってきています[3]。

## ❷ 人工肘関節全置換術（total elbow arthroplasty：TEA）

ALPが普及した現在でも、強固で安定した内固定が困難な症例も存在します。骨粗鬆症、関節リウマチ、人工透析、骨腫瘍の患者の粉砕骨折や骨片が小さい症例では、内固定破綻（再転位）、骨癒合不全（骨がくっつかない）、骨壊死（血流障害）などのリスクが高くなるので、TEAが選択されます（図8）。しかし、TEA後はADL上の制限（2kg以上の物を持たないなど）や重篤な合併症（感染、脱臼、皮膚障害、尺骨神経麻痺など）のリスクもあるため、それらが生じた場合の対応も重要となります。

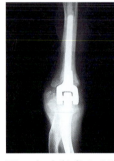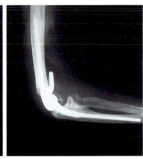

図8 ◆ 高齢者の上腕骨遠位端関節面粉砕骨折に対するTEA

## ❸ 保存治療

保存治療を選択した場合はギプスや装具による外固定期間が長期に及ぶため、肘関節の可動域制限がほぼ必発となります。また、経過中に骨折部の転位の悪化、骨癒合不全への進行（図9）、外固定による皮膚障害なども懸念され、慎重な後療法やケアが必要になります。

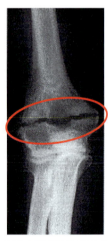

図9 ◆ 上腕骨通顆骨折の保存治療による骨癒合不全への進行

# 肘頭骨折

## 病　　態

==肘頭骨折は成人ではまれではなく、肘周辺骨折のなかで約40％の頻度とされています。肘を直接ぶつけて骨折すること==（直達外力：図10）がほとんどですが、肘を曲げた状態で受傷し、肘頭に付着する上腕三頭筋の収縮による牽引力で骨折する（介達外力）場合もあります。大きな外力が加わった場合は脱臼骨折を生じます（図11）。疼痛や腫脹などの局所症状と単純X線やCTの画像検査によって診断がつきます。

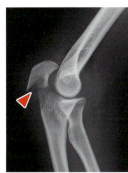
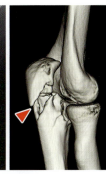
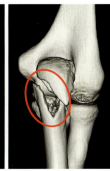

図10 ◆ 肘頭骨折

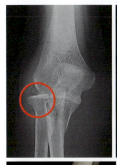
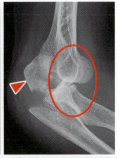

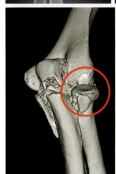
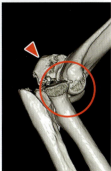
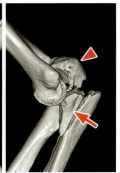

図11 ◆ 肘頭脱臼骨折
▶：肘頭骨片、→：鉤状突起骨片、○：橈骨頭は後方へ脱臼。

# 治療

## 治療の選択肢

1. **テンションバンドワイヤリング（tension band wiring：TBW）**
   もっとも頻度の高い単純な（粉砕のない）横骨折の症例

2. **プレート固定**
   TBWの効果が得られにくい粉砕骨折、斜骨折、脱臼骨折

3. **スクリュー固定**
   比較的骨片が大きい単純な横骨折または斜骨折

4. **保存治療**
   上腕骨遠位端骨折の保存治療と同様

### ① テンションバンドワイヤリング（tension band wiring：TBW）

肘頭骨片をもとの形に整復し、ワイヤー2本で平行に固定します。さらに、肘屈曲時に骨片に張力（引っ張られて開こうとする力）がかかる骨折部背側（tension side）にワイヤーループを設置することで、==張力を圧迫力に変換するという優れた方法です==（図12）。

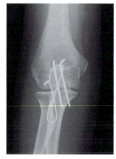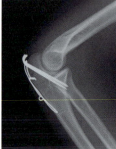

図12 ◆ 肘頭骨折（図10の症例）に対するTBW

### ② プレート固定

==粉砕骨折や斜骨折、肘頭脱臼骨折ではTBWの効果が得られにくいこと、また尺骨の長さや滑車切痕の曲率半径の大きさを維持するためにプレート固定が行われます。==最近では尺骨近位部骨折専用のALPが数多く導入され、強固な内固定が可能となっていますが、手術侵襲がやや大きくなるという欠点があります（図13）。骨欠損をともなう場合は骨移植を行うこともあります。

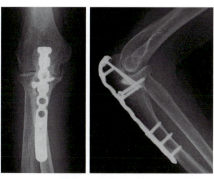

図13 ◆ 肘頭脱臼骨折（図11の症例）に対するALPによるプレート固定

## ③ スクリュー固定

　骨片が大きい横骨折、斜骨折において転位がほとんどない場合には、スクリュー挿入部だけのごくわずかな切開で内固定も可能です（図14）。ただし、スクリュー1本では骨片が回旋したり、骨質が不良な症例ではスクリューの効きが悪くゆるんだりするので注意を要します。

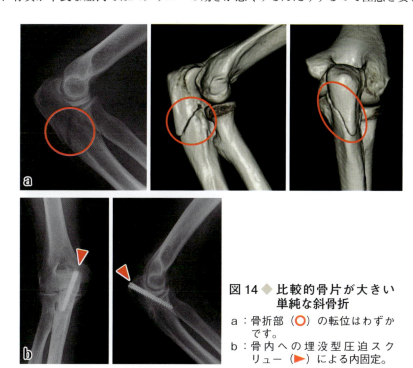

図14 ◆ 比較的骨片が大きい単純な斜骨折
a：骨折部（〇）の転位はわずかです。
b：骨内への埋没型圧迫スクリュー（▶）による内固定。

## ④ 保存治療

　上腕骨遠位端骨折の保存治療（p80）と同様です。

# 橈骨頭・頚部骨折

## 病　態

転倒などによって肘が伸びた状態で手をつき、肘関節に外反力や腕橈関節に長軸方向への圧力がかかり骨折します。肘関節周囲骨折の30％前後の頻度とされており、診断は肘関節外側部痛や圧痛、腫脹などの臨床所見と、単純X線やCTの画像検査によって診断がつきます。画像上、①転位なし、②軽度転位、③粉砕または大きく転位、④肘関節脱臼にともなう骨折に分類されます（図15）。外力が大きくなると内側側副靱帯複合体損傷、肘頭骨折、鉤状突起骨折、手関節障害などを合併することも少なくないため、初療時の臨床所見および画像所見の評価が重要となります。とくに、橈骨頭骨折＋鉤状突起骨折＋肘関節脱臼の組み合わせは予後不良であることが知られ、"Terrible triad 損傷"とよばれています（図16）。

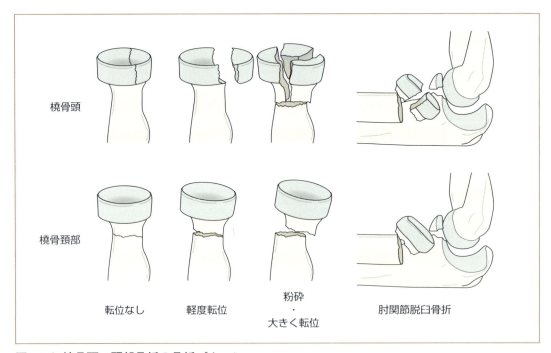

図15 ◆ 橈骨頭・頚部骨折の骨折パターン

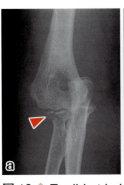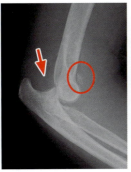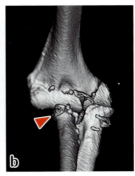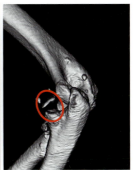

**図16 ◆ Terrible triad 損傷**
a：単純X線、b：3D-CT。
橈骨頭骨折（▶）＋鉤状突起骨折（○）＋肘関節脱臼（→）。

## 治療

### 治療の選択肢

**❶ 保存治療**
転位のない骨折

**❷ スクリュー固定**
転位のある橈骨頭・頚部骨折（粉砕・骨欠損なし）

**❸ プレート固定**
転位のある橈骨頭・頚部骨折（粉砕・骨欠損あり）

**❹ 人工橈骨頭置換**
安定した内固定が困難な粉砕骨折

### ❶ 保存治療

　肘関節周囲の腫脹が軽減する1週間程度シーネ固定を行い、以後は疼痛が軽度であればカラー・カフスリングや三角巾固定を、疼痛が強ければ肘関節90°でシリンダーキャスト（図17）とよばれる上腕部から手関節中枢までの円柱状のギプス固定を2週間程度行います。いずれも手関節を固定しないため、前腕の回旋運動が可能になります。

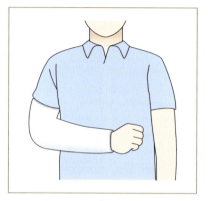

図17 ◆ シリンダーキャスト固定

### ❷ スクリュー固定

　橈骨頭・頚部の骨折部を整復し、==関節の動きを邪魔しないよう骨内に埋め込むことができる圧迫スクリューで==内固定を行います（図18）。骨片の大きさや骨質によってスクリューの本数やサイズを決定します。

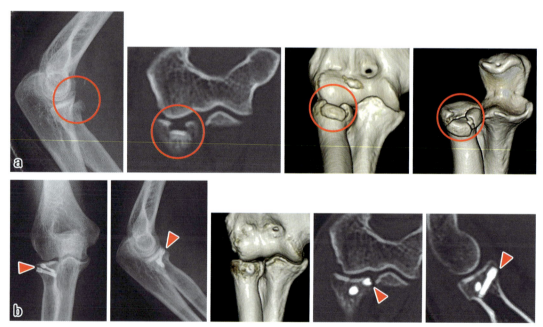

図18 ◆ 橈骨頭骨折（軽度転位）に対する埋没型圧迫スクリュー固定
a：術前（橈骨頭骨折、〇）、b：術後（埋没型圧迫スクリュー、▶）。

### ❸ プレート固定

まず、粉砕した橈骨頭骨片を前述したスクリューなどを用いて整復・固定します。一塊にまとまった橈骨頭をプレートによって骨幹部に連結させて内固定します。その際、<mark>近位橈尺関節に干渉せず、前腕の回内外運動を邪魔しない安全な位置（セーフゾーンとよばれる）へプレートを設置する</mark>必要があります。最近は本骨折専用のALPも使用可能となり、強固な内固定が期待できるようになっています（図19）。

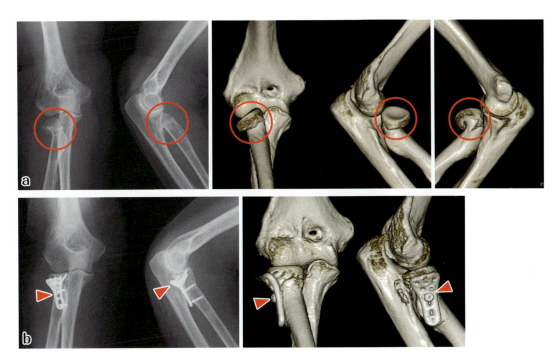

**図19** ◆ 橈骨頭・頚部骨折（大きく転位・頚部一部粉砕）に対するALPによるプレート固定
a：術前（橈骨頭・頚部骨折、〇）、b：術後（ALP、▶）。

### ❹ 人工橈骨頭置換

前述のような内固定法で十分な固定性が得られないような高度粉砕例では、粉砕した橈骨頭を摘出後、適切な大きさかつ長さの頚部長を有した人工橈骨頭を選択し、橈骨の髄腔に挿入します。Terrible triad損傷や肘頭脱臼骨折などの不安定型肘関節脱臼骨折では、鉤状突起骨折や内・外側側副靱帯複合体損傷などの各損傷部位も確実に修復します[4]（図20）。

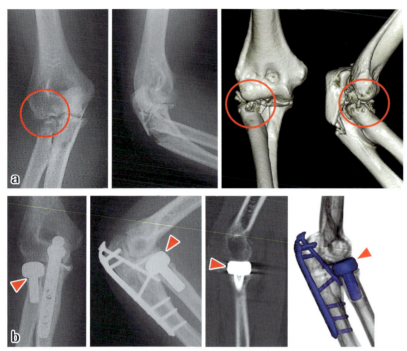

**図20 ◆ 橈骨頭粉砕骨折（肘頭脱臼骨折にともなう）に対する人工橈骨頭置換**
a：術前（粉砕した橈骨頭骨折、○）、b：術後（人工橈骨頭、▶）。

◆引用・参考文献
1）今谷潤也．上腕骨遠位端骨折の治療．整形外科．68(2)，2017，155-63．
2）今谷潤也ほか．高齢者上腕骨通顆骨折に対する新固定法―ONI transcondylar plateの開発―．中部日本整形外科災害外科学会雑誌．44(1)，2001，205-6．
3）森谷史朗ほか．上腕骨遠位端骨折に対するアナトミカルロッキングプレート固定法の合併症とその対策．整形外科 Surgical Technique．6(2)，2016，175-83．
4）森谷史朗ほか．肘頭脱臼骨折の新分類と治療戦略．整形・災害外科．60(9)，2017，1113-22．

# 5 前腕骨骨折

岡山済生会総合病院 整形外科医長 **森谷史朗**
同　　　　　整形外科診療部長 **今谷潤也**

## 病態

前腕は橈骨と尺骨の2本の骨が遠位橈尺関節（distal radioulnar joint：DRUJ）と近位橈尺関節（proximal radioulnar joint：PRUJ）で関節を形成し、近位は輪状靱帯、中央部は骨間膜、遠位は三角線維軟骨複合体（triangular fibrocartilage complex：TFCC）という支持組織で構成されています（図1）。

前腕部への打撲などによる直接の外傷（直達外力）、または転倒や転落によって手をつき軸圧やねじりの外力（介達外力）で橈骨や尺骨、またはその両方が骨折します。また、尺骨骨折に合併してPRUJが破綻し橈骨頭が脱臼するMonteggia骨折（図2）や、橈骨骨折に合併してDRUJが破綻し尺骨頭が脱臼するGaleazzi骨折（図3）を見逃してはならず、初療時には骨折した局所だけではなく、手関節や肘関節を含めた診察および画像検査が必要になります。

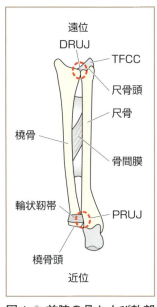

図1 ◆ 前腕の骨および軟部支持組織のシェーマ

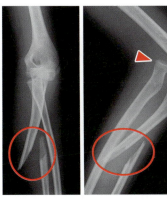

図2 ◆ Monteggia骨折（子ども）
○：尺骨骨幹部骨折、▶：橈骨頭の脱臼。

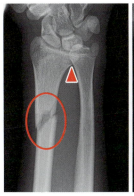
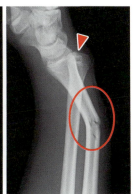

図3 ◆ Galeazzi骨折（16歳）
○：橈骨骨幹部骨折、▶：尺骨頭の脱臼。

前腕は前述した構成体が協調して回内外運動を行っているので、骨折部の整復不良や固定力不足による変形が残存すると上肢機能にとって重要な回内外運動が制限されたり、手関節の運動障害や疼痛をきたします。10歳以下の角状変形（折れ曲がった変形）や短縮転位は骨癒合とともに自然に矯正（自家矯正）されるので許容範囲がありますが、回旋転位は自家矯正されません。また、成人ではあらゆる転位や変形が自家矯正されないので、もとの骨の形への整復（解剖学的整復）と強固な内固定を要することがほとんどです。

# 治　療

## 治療の選択肢

**① 保存治療**
子ども・成人を問わず転位のない骨折、または徒手整復可能で整復後も安定している骨折

**② 髄内釘固定**
子どもの徒手整復不能、または保存治療で整復位を維持できない不安定型骨折

**③ プレート固定**
思春期以降の徒手整復不能、または保存治療で整復位を維持できない不安定型骨折（成人ではほとんどの症例でプレート固定が適応になります）

## ① 保存治療

転位のある骨折の場合、子どもでは全身麻酔、成人では伝達麻酔下に、骨折の転位や変形に応じて徒手整復を行います。良好な整復位が得られればギプス固定を行います。==ギプスを巻く際は、患者の前腕の掌・背側を術者の両手掌部で圧迫し、橈骨と尺骨間が開いて骨間膜が緊張するようにフィットさせる（モールディングといいます）==と整復位が維持されやすくなります。すなわち断面では楕円形になるように巻き込みます（図4）[1]。

ギプス固定後の循環・神経障害には注意が必要で、具体的には==ギプスから出ている手指の皮膚温の低下、色調の変化（蒼白）、動きの低下、ギプス内の痛みの増強（激烈な痛み）などをチェック==します。これらが認められた場合には早急に医師に診察を依頼し、ギ

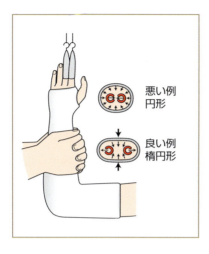

図4 ◆ ギプス固定時の前腕部のモールディング

前腕の掌・背側から両手掌部で圧迫し、楕円形のギプス固定を行うようにモールディングすることで橈骨と尺骨間が開き整復位が維持されやすくなります。
（文献1より引用改変）

プスを除去するか、ギプスの全長にわたって縦方向に割れ目を入れて中の圧力を下げる処置（ギプスの切割）などが必要になります。

## ② 髄内釘固定

　橈骨には遠位端から、尺骨には近位端から、キルシュナー鋼線を骨髄腔へ挿入して内固定します（図5、6）。徒手整復などで骨折部が完全に整復されていない場合でも、キルシュナー鋼線を挿入しながら対側の骨片の髄内に引っかけて整復できる場合もあります。キルシュナー鋼線の固定は回旋力に対して固定性が弱いため、仮骨が形成されるまでは手関節と肘関節を固定する長さのギプス固定（長上肢ギプス）を継続します。本法は、骨の

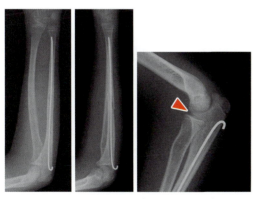

図5 ◆ Monteggia骨折（図2の症例）に対する尺骨髄内釘固定

尺骨が整復・内固定されることで橈骨頭も整復されています（▶）。

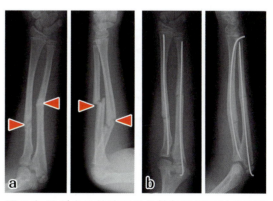

図6 ◆ 子どもの前腕両骨骨幹部骨折に対する髄内釘固定

a：橈骨・尺骨ともに骨幹部で骨折しています（▶）。
b：橈骨には遠位端から、尺骨には近位端から、キルシュナー鋼線を骨髄腔へ挿入して内固定します。

自家矯正力があり、かつ外固定期間が長くなっても関節の拘縮が起こりにくい子どもに適した内固定法です。

## ❸ プレート固定

骨折部を露出して、もとの骨の形（解剖学的）に整復した後にプレートで固定します（図7、8）。本固定法は正しい手術手技で行われれば正確な整復と強固な固定性が得られ、早期に自動運動が可能なため、思春期以降、とくに成人に適した内固定法です。しかし、本法は手術侵襲が大きいこと、また、プレートの固定力が強すぎたり骨膜が損傷されて骨萎縮（骨がやせて弱くなること）をきたすことや、プレート抜去後のスクリューホール部での再骨折を引き起こすという欠点があります。そのため、プレート抜去の時期や抜去後の後療法も慎重に行う必要があります。

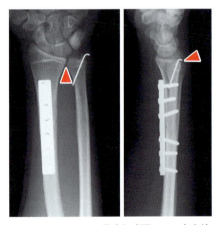

図7 ◆ Galeazzi 骨折（図3の症例）に対する橈骨プレート固定
橈骨が整復・内固定されることで尺骨頭も整復されています（▶）。

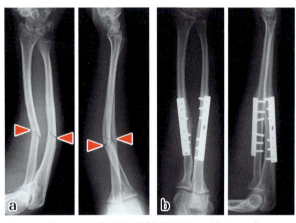

図8 ◆ 成人の前腕両骨骨幹部骨折に対するプレート固定
a：橈骨・尺骨ともに骨幹部で骨折しています（▶）。
b：両骨ともにプレートで内固定します。

◆引用・参考文献

1）Mehlman, CT. et al. "Injuries to the shafts of the radius and ulna". Rockwood and Wilkins' Fractures in Children. 7th ed. Beaty, JH. et al. eds. Philadelphia, Lippincott Williams & Wilkins, 2009, 348-404.

# 6 橈骨遠位端骨折

板橋区医師会病院 整形外科部長／日本大学医学部 整形外科学系整形外科学分野兼任講師　**長尾聡哉**

## 病　態

手関節は橈骨・尺骨・手根骨で構成され（図1）、橈骨遠位端はもっとも大きいにもかかわらず皮質骨が薄く、骨折を生じやすいという特徴があります。

転倒や転落などで手をついて受傷し、比較的高齢の女性と働き盛りの男性に多く発症します。手関節部痛や変形・腫脹を訴えますが、時に神経症状（手指のしびれ、知覚障害）や腱断裂に起因する手指の運動障害（指が曲がらない、伸びない）をともなうことがあるので注意が必要です。

ほとんどの場合は単純X線検査で容易に診断できます（図2）。手術適応の判断および術前計画のためにCT検査を追加することも少なくありません（図3）。

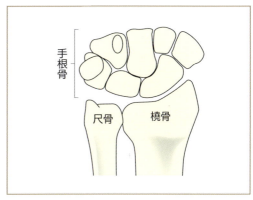

図1 ◆ 手関節

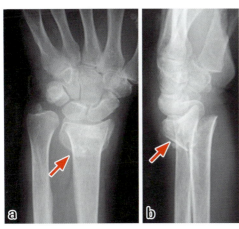

図2 ◆ 橈骨遠位端骨折の単純X線写真
a：正面、b：側面。

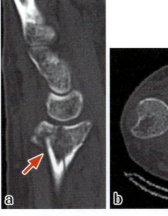

図3 ◆ 橈骨遠位端骨折のCT画像
a：矢状断、b：水平断。

## 分 類

### 1. 関節外骨折

手部が背側へ転位するColles骨折（図4a）と掌側へ転位するSmith骨折（図4b）に分類されます。コレス骨折が圧倒的に多く、外観はフォーク状に変形することが知られています（図5）。

### 2. 関節内骨折

文字どおり骨折が関節内に達するもので、部分関節内骨折（骨折線は関節面にかかっているが骨幹端や骨端部の連続性は保たれている）と完全関節内骨折（骨折線は関節面と骨幹端にあり、骨幹部との連続性が断たれている、図6）に分類されます。代表的な部分関節内骨折に掌側Barton骨折（図7）があります。関節内骨折の多くはCT検査による評価と手術を要します。

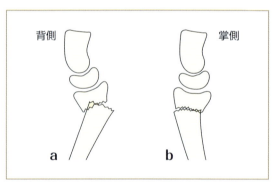

図4 ◆ 関節外骨折
a：コレス骨折、b：スミス骨折。

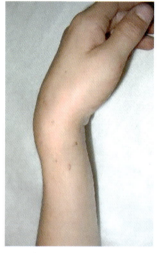

図5 ◆ フォーク状変形

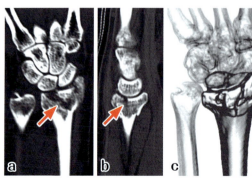

図6 ◆ 完全関節内骨折のCT画像
a：冠状断、b：矢状断、c：3D再構成。

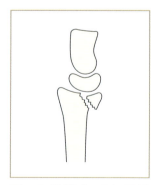

図7 ◆ 掌側バートン骨折

# 治　療

## 治療の選択肢

1. **徒手整復→外固定**
   転位の少ない場合
2. **掌側ロッキングプレート固定**
   転位が許容できない場合
3. **経皮的鋼線固定と創外固定**
   開放骨折の場合
4. **髄内釘固定**
   関節外骨折の場合

### ❶ 徒手整復→外固定

　転位（ずれ）のほとんどない骨折の場合は、外固定（多くは前腕から手部のギプスシーネ固定、図8）を1カ月程度継続します。

　転位した骨折には、まず徒手整復を行います。徒手整復は強い疼痛をともなうので、なんらかの麻酔（骨折部への局所麻酔・局所静脈内麻酔・腋窩神経ブロックなど）を使用すべきです。骨折が整復されたら外固定（多くは肘関節を含めたギプスシーネによるシュガータン固定、図9）を1カ月半程度継続します。

　いずれの場合も外固定期間中に手指の循環・知覚・運動障害がないかを定期的にチェックする必要があり、==固定期間中に手指の拘縮をつくらないことがきわめて重要==です。

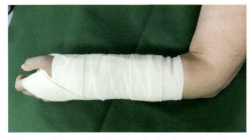

図8 ◆ 前腕から手部のギプスシーネ固定

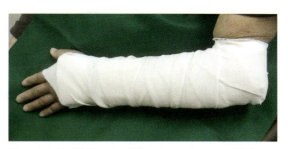

図9 ◆ 肘関節部から手部のシュガータン固定

## ❷ 掌側ロッキングプレート固定

徒手整復を行っても転位が残存する場合などに手術が選択されます（表1）[1]。近年、==手術のほとんどが掌側ロッキングプレート固定になっている==といっても過言ではありません。

手術は伝達麻酔や全身麻酔で空気止血帯（タニケット）とX線透視装置（Cアーム）を使用して行います。

### 1. 骨折部の展開

手関節部の橈側手根屈筋上で皮膚を切開します（図10）。腱を尺側によけ、方形回内筋（図11a）を切離すると骨折部が見えてきます（図11b）。

### 2. 骨折の整復・固定

骨折を徒手的に、あるいは神経剥離子などで整復し、X線透視で確認しながらプレートとスクリューで骨折を固定します（図12）。なお、整復後も不安定性が強い場合はキルシュナー鋼線での仮固定を行った後にプレートとスクリューで固定することもあります。

閉創後、固定性に不安がある場合はギプスシーネによる外固定を1週間程度追加します。

表1 ◆ おもな手術適応

- 受傷時掌背屈変形≧20°または橈骨短縮≧5mm
- 整復後の背屈変形≧10°または橈骨短縮健側比≧2mm
- 粉砕型スミス骨折
- 関節内骨折：整復後の関節面離開・段差≧2mm
- 多発骨折

（文献1より作成）

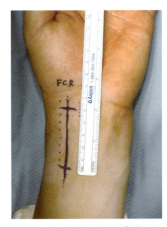

図10 ◆ 皮膚切開のデザイン

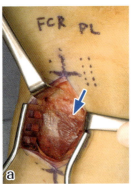

図11 ◆ 骨折部の展開
a：方形回内筋、b：方形回内筋切離後の骨折部。

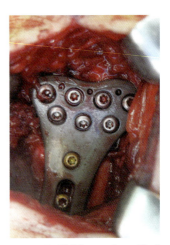

図12 ◆ 掌側ロッキングプレート固定

### ❸ 経皮的鋼線固定と創外固定

おもに開放骨折や多発外傷で緊急手術として施行する場合、患者の全身状態が不良な場合などに使用します（図13a、b）[2]。

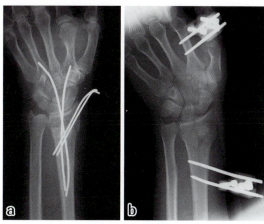

図13 ◆ 経皮的鋼線固定と創外固定
a：経皮的鋼線固定術後の単純X線写真。
b：創外固定術後の単純X線写真。

### ❹ 髄内釘固定

おもに関節外骨折に対して使用します（図14）。比較的低侵襲とされていますが、刺入部での神経障害の可能性が指摘されています[2]。

◆　　◆　　◆

いずれの手術の場合も、麻酔が覚めたら手指の循環・知覚・運動障害がないか確認すること、および経過中に手指の拘縮をつくらないことに留意しなければなりません。

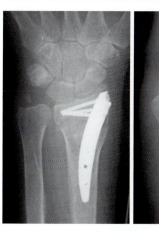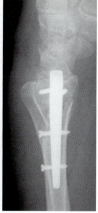

図14 ◆ 髄内釘固定術後の単純X写真

◆引用・参考文献
1）佐々木孝ほか．橈骨遠位部骨折に対する創外固定．日本手外科学会雑誌．3(2)，1986，515-8．
2）日本整形外科学会/日本手外科学会監．橈骨遠位端骨折診療ガイドライン2017．改訂第2版．東京，南江堂，2017，66-74，105-6．

# 7 手指の骨折

板橋区医師会病院 整形外科部長／日本大学医学部 整形外科学系整形外科学分野兼任講師　長尾聡哉

## 舟状骨骨折

### 病態

手根骨の近位・橈側にあるのが舟状骨です（図1）。舟状骨は表面のほとんどが軟骨で覆われ、血行に乏しいことから舟状骨骨折は癒合しにくいことで知られています。

比較的若年の男性に多く、手関節部橈側部痛を訴えます。"嗅ぎタバコ窩"（anatomical snuff box、図2）の圧痛が有名です。単純X線検査やCTでは描出されないことも少なくないため、疑ったらMRIまでチェックすることが重要です。骨折を見逃した場合は多くが癒合せず偽関節となり、その後の治療に難渋します。

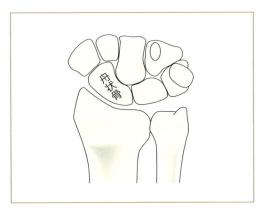

図1 ◆ 手関節と舟状骨の位置

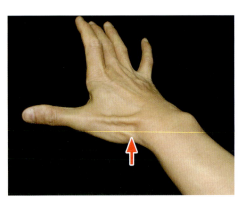

図2 ◆ 嗅ぎタバコ窩

## 分類

骨折の部位によって近位部・体部（腰部）・遠位部（結節部）に分類されます**(図3)**。体部骨折がもっとも多く、近位部骨折はとくに癒合しにくいとされています。

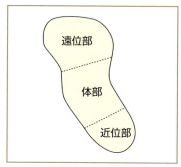

図3 ◆ 舟状骨骨折の部位

# 治　療

## 治療の選択肢

**❶ ギプス固定**
体部・遠位部骨折で転位のない場合

**❷ スクリュー固定**
転位のある場合、近位部骨折

### ❶ ギプス固定

転位のない骨折の場合は前腕から母指指節間（interphalangeal：IP）関節までのギプス固定〔サムスパイカキャスト（thumb spica cast）、**図4**〕とし、最低でも6週間は継続します。

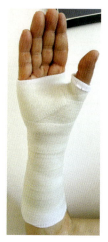

図4 ◆ 舟状骨骨折に対するサムスパイカキャスト

## ❷ スクリュー固定

　1mm以上の転位をともなう場合は手術を選択します。また、近位部骨折はとても癒合しづらいため、転位がなくても手術を選択します。手術は伝達麻酔または全身麻酔でX線透視装置（Cアーム）を使用します。スクリューは中空のheadless compression screw（図5）を使用し、多くの場合は掌側遠位からスクリューを刺入しますが、近位部骨折では背側近位から刺入することもあります。以降、頻度の高い体部骨折に対する掌側スクリュー固定について説明します。

### 1. ガイドワイヤーの刺入

　X線透視下に舟状骨結節部から骨折部を介して近位部まで経皮的にガイドワイヤーを刺入します。

### 2. スクリュー固定

　ガイドワイヤー刺入部に小切開をおき、ガイドワイヤー越しにヘッドレスコンプレッションスクリューを挿入します（図6）。閉創後は固定性に応じて、前腕から母指IP関節までの外固定を数週間行います。

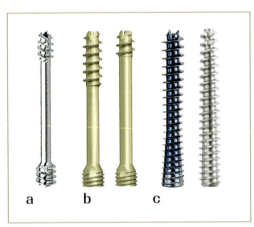

図5 ◆ ヘッドレスコンプレッションスクリュー

（a：メイラ株式会社、b：ジョンソン・エンド・ジョンソン株式会社、c：日本メディカルネクスト株式会社）

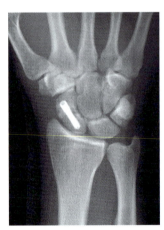

図6 ◆ 舟状骨体部骨折に対する掌側スクリュー固定

# 中手骨骨折

## 病態

**中手骨はいわゆる"手の甲"にあたる骨**で（図7）、手を踏まれたり壁などを殴ったりすることで骨折します。比較的若年の男性に多く、骨折部位によって手背部から中手指節関節（metacarpophalangeal：MP）関節部の疼痛や腫脹、変形を訴えます。単純X線写真で比較的容易に診断可能です。

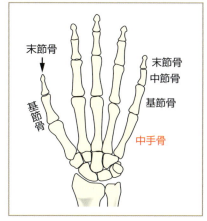

図7 ◆ 手指を構成する骨と中手骨

## 分類

中手骨の中央部（骨幹部、図8a）、あるいは中手骨頭の近位（頚部、図8b）で骨折する場合がほとんどですが、母指・尺側指では手根中手（carpometacarpal：CM）関節近傍で骨折している場合があり、このような場合はCT検査で関節面を評価する必要があります。

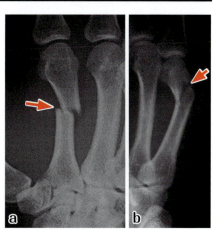

図8 ◆ おもな中手骨骨折
a：中手骨骨幹部骨折、b：中手骨頚部骨折。

# 治　療

## 治療の選択肢

1. **保存治療**
   転位をともなわない場合
2. **経皮的鋼線固定**
   転位をともなう場合
3. **スクリュー固定**
   骨幹部の長斜・螺旋骨折
4. **プレート固定**
   骨幹部に粉砕がある場合

### 1 保存治療

　転位が少なければギプスシーネによる3週程度の外固定を選択します。MP関節は伸展拘縮しやすく、拘縮するときわめて不便になるので、転位しない範囲で可能なかぎりMP関節は屈曲90°に近づけておき、早期から自動可動域訓練を指導します。

### 2 経皮的鋼線固定

　伝達麻酔または全身麻酔でX線透視下に中手骨基部に骨孔をあけ、骨折部を整復しながら適度に曲げたキルシュナー鋼線を中手骨頭へ1〜2本刺入します[1]（Foucher法、図9）。

　術後は外固定を2〜3週間程度追加し（図10）、鋼線は6〜8週で抜去します。

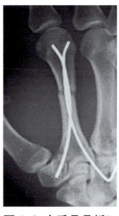
図9 ◆ 中手骨骨折に対する経皮的鋼線固定（Foucher法）

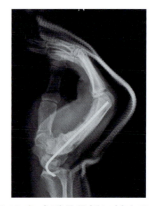
図10 ◆ 中手骨骨折に対する術後ギプスシーネ固定

### ③ スクリュー固定

骨幹部骨折で骨折線が長く斜めに入っている場合は、背側切開で伸筋腱をよけ、骨折部を直接整復して数本のスクリューで圧着します。

### ④ プレート固定（図11）

骨幹部の粉砕骨折の場合は「③スクリュー固定」と同様にアプローチし、プレートとスクリューで固定します。

いずれの場合も、固定の際に回旋変形を残さず（図12）、関節拘縮を起こさないことがきわめて重要です。

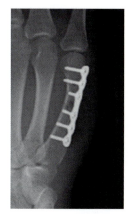

図11 ◆ 中手骨骨幹部骨折に対するプレート固定

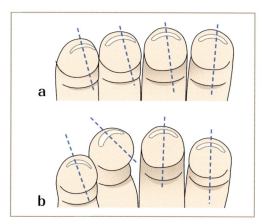

図12 ◆ 手指回旋変形のチェック
a：正常、b：環指回旋異常。

# 骨性マレット指

## 病　態

　いわゆる"突き指"のうち、末節骨基部背側の伸筋腱終止部に生じた剥離骨折をさします（図13）。受傷指遠位指節間（distal interphalangeal：DIP）関節部の疼痛、腫脹と伸展障害を訴え、特徴的な屈曲変形（マレット変形、槌指変形）を呈します（図14）。診断は単純X線写真2方向で容易に診断できます（図15）。

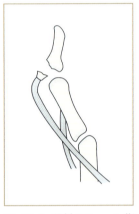
図13 ◆ 骨性マレット指

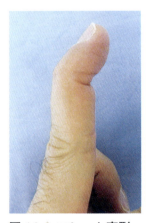
図14 ◆ マレット変形

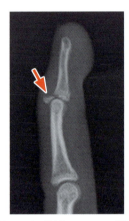
図15 ◆ 骨性マレット指の単純X線側面像

## 治　療

### 治療の選択肢

① **経皮的鋼線固定**
　転位をともなう場合

② **伸展位外固定（装具、副木）**
　転位が少なく、伸展制限が軽度の場合

## ❶ 経皮的鋼線固定（図16）

　指神経ブロック下でX線透視を使用し、"石黒法"で固定を行います[2]。まずDIP関節を屈曲させ、骨片の背側で中節骨頭から骨幹部へ向かってキルシュナー鋼線を刺入します（extension block pin、**図16a**）。次にDIP関節を掌側から圧迫していくと、骨片は鋼線と末節骨に挟まるように整復されるので（**図16b**）、整復されたらDIP関節をキルシュナー鋼線で固定します（**図16c**）。鋼線は5～6週で抜去します。

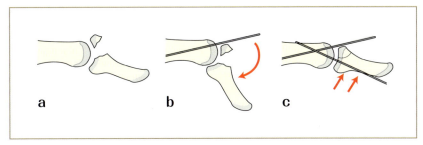

**図16** ◆ 骨性マレット指に対する石黒法
a：エクステンションブロックピンの刺入、b：骨片の整復、c：DIP関節の固定。

## ❷ 伸展位外固定

　骨片の転位が少なく、かつ伸展制限が軽度の場合は、装具や副木を利用した伸展位での外固定を行います（**図17**）。外固定は約6週間継続し、その後可動域訓練を開始します。

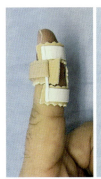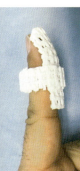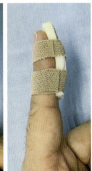

**図17** ◆ 骨性マレット指に使用する装具・副木

◆引用・参考文献

1）山中一良ほか．Foucher法による中手骨骨折の治療成績．日本手の外科学会雑誌．18(1), 2001, 67-73.
2）石黒隆．外傷治療トレーニング　骨性槌指．整形外科 Surgical Technique. 2(1), 2012, 78-83.

# 8 上肢の骨折後のケア

近森病院 整形外科部長　西井幸信
同　　　6B病棟主任　鍋島千佐
同　　　6B病棟　　　大黒　唯

## ADLに対するケア

　運動器疾患をもつ患者のケアにおいては、日常生活動作（activities of daily living：ADL）に対する援助、それに対する知識と技術が必要ですが、上肢骨折患者では多発外傷、両側同時骨折ではないかぎり、通常、病棟内での歩行は可能です。そのため、高齢者や下肢に既存の障害がない患者では移動に対するケアを要することはほとんどありませんが、上肢を使えないことで、ADL上、どのような支援が必要となるかを考えなければなりません（図1）。

　ADLの動作（起居動作、移動動作、食事動作、更衣動作、整容動作、トイレ動作、入浴動作、コミュニケーション）のうち、上肢の骨折後に援助が必要となる動作としてとくに注意を要するものは食事動作、更衣動作、整容動作、トイレ動作、入浴動作です。患者自身で行ってよい動作、行ってはならない動作を医師に確認して介助を行います。その際、どの部分が不自由で介助を要するかのアセスメントが必要です。鎖骨骨折や上腕骨近位端骨折など、体幹に近い骨折の場合は患肢そのものを動かせないため、介助量が多くなります。

### 1. 更衣動作

　更衣については、肘より近位の骨折の場合は介助が必要ですが、衣服は患側から先に腕を通して着衣し、健側から腕を抜いて脱衣するように介助します。とくに骨折が鎖骨、上腕骨など近位の骨折の際には肩を動かせないため、更衣では2人以上での介助が必要となります。

### 2. 食事動作

　食事については、とくに患肢が利き手の場合はおにぎりや一口大の大きさ、串刺し食にするなど、患者の状態に合わせた食事形態とします。また、スプーンやフォーク

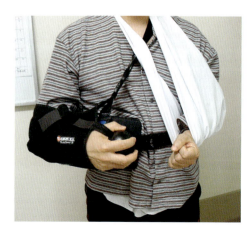

図1 ◆ 両側上肢の骨折（右は装具装着、左は三角巾使用）

を使用します。とくに高齢者では食事に介助を要しますが、自分で食べられるように自立を促すように指導します。

## 3. トイレ動作

通常、ベッドから離床できるため、トイレなどへの移動はできます。トイレではズボンや下着の上げ下ろしの際に転倒しないような姿勢の指導を行います。

## 4. 入浴動作

シャワー浴についても、とくに肘・肩関節が動かせない場合は介助が必要となります。

## 症状に対するケア

上肢の骨折後の患者では、治療の過程においてギプス固定、ギプスシーネ固定、三角布固定、デゾー固定（図2）、創外固定などが行われていますが、これらの固定を受けている患者のケアでもっとも重要なことは、固定による二次的な障害が生じていないかどうかをチェックすることです。その際の看護のポイントとしては、疼痛、出血、神経麻痺、循環障害・コンパートメント症候群、褥瘡、感染がありますが、**とくに重要なのは神経麻痺と循環障害の有無**です。さまざまな固定が行われますが、手指の自動屈曲伸展ができるかどうかの確認は、神経麻痺と循環障害をチェックするためのきわめて重要な観察項目です（図3、4）。

### 1. 疼痛

疼痛の性質、種類、起こり方、持続様式は多様ですが、肢位や体位の補正で軽減するものから、鎮痛薬を要するものまであります。アセスメントとしては疼痛の部位、性

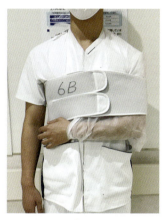

**図2 ◆ 三角布、バストバンドによるデゾー固定**

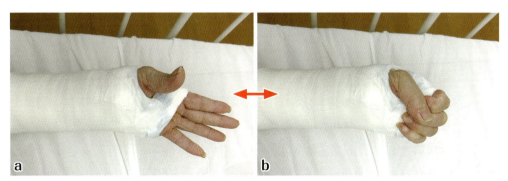

**図3 ◆ ギプス固定中の手指の自動屈曲伸展ができるかどうかの確認**
a：手指の自動伸展可能。
b：手指の自動屈曲可能。

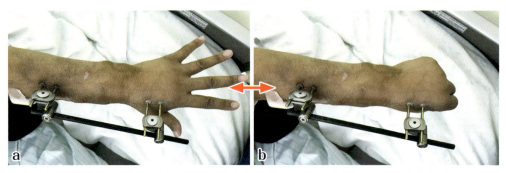

**図4 ◆ 手関節粉砕骨折に対して創外固定中の手指の自動屈曲伸展ができるかどうかの確認**
a：手指の自動伸展可能。
b：手指の自動屈曲可能。

質、程度を確認すること、疼痛の発生時期と状態を確認すること、疼痛の原因（体位の確認、ギプスや包帯の締めすぎの有無）を確認することです。ギプス固定による圧迫で疼痛が強くなっている場合には、すみやかにギプスをカット、圧迫している包帯をゆるめる必要があります。

## 2. 出血

下肢やその他の部位と比べて上肢からの出血は多くはありません。しかし、とくに体幹に近い部位での骨折では開放骨折後の入院時や手術による出血が著しい場合、頻脈、浅い呼吸、血圧低下、顔面蒼白、チアノーゼの有無などをチェックして全身状態を観察します。ドレーンが留置されている場合はドレーンの排液量もチェックします。

## 3. 神経麻痺

上肢の骨折には神経麻痺の合併が少なからずみられます。とくに肘周囲、上腕骨骨幹部骨折では受傷時に神経麻痺が生じることもありますが、上肢のギプス固定中の不良肢位によって生じることもあるため注意を要します。

==代表的な神経麻痺として、橈骨神経麻痺、尺骨神経麻痺、正中神経麻痺==があります。痛みがないか軽微であるにもかかわらず手指の自動屈曲伸展ができない場合は、神経麻痺を生じている可能性が高いです。

==手指の伸展ができない、手関節の背屈ができない場合は橈骨神経麻痺==をきたしている可能性があり、とくに上腕骨骨幹部骨折、肘関節周囲骨折では要注意です。==環指、小指が伸展できないときには尺骨神経麻痺==が疑われ、==母指、示指が屈曲できない場合は正中神経麻痺==が疑われますが、いずれも上腕骨顆上骨折で合併することがあります。それぞれの神経固有の感覚領域を知っておくことも重要であり、その領域にしびれが限局している場合はその支配領域の神経障害が疑われます。==手背部橈側にしびれや知覚鈍麻がある場合は橈骨神経、示指・中指の指尖部にある場合は正中神経、小指の場合は尺骨神経に障害==をきた

している可能性があります。

### 4. 循環障害・前腕コンパートメント症候群

上肢の骨折後に循環障害の有無をチェックすることはきわめて重要であり、==橈骨動脈の拍動は必ず確認==します。前腕では手指、手関節を動かす筋肉があり、それらの筋肉を筋膜が取り囲んで区画（コンパートメント）を形成しています。肘周囲や前腕に骨折を生じた場合、骨折からの出血や骨折部の転位などによってコンパートメント内の圧が高くなり、筋肉を栄養する血管が圧迫されて前腕コンパートメント症候群をきたすことがあります。前腕コンパートメント症候群を放置すると、それらの血管から筋肉への血流が遮断されて筋肉が阻血になり、筋組織が壊死して==Volkmann拘縮==とよばれる阻血性拘縮に至ります。

フォルクマン拘縮をきたすと手指・手関節が屈曲位のまま、伸展ができなくなり、著しい機能障害を残すことになるため、==フォルクマン拘縮は絶対に回避しなければなりません==。そのためには早く発見して前腕の緊急筋膜切開を行い、コンパートメント内の圧を下げる必要があります（図5）。

循環障害・前腕コンパートメント症候群に対するアセスメントとしては、増悪する疼痛、知覚障害の有無、手指の腫脹の有無、手指の色調、手指の自動屈曲伸展が可能かどうか、手指の他動背屈時痛の有無がありますが、とくに激しく疼痛を訴える場合や痛みのために手指を動かすことができない場合は要注意であり、疑わしい場合はすみやかに医師に連絡することが重要です。

### 5. 褥瘡

通常、上肢の骨折では患者自身によるベッドからの離床ができるため、体幹部の褥瘡が発生することは少ないですが、高齢者では長時間同じ姿勢のままのことがあるため、上肢の骨折であっても下肢や体幹部の褥瘡に注意します。

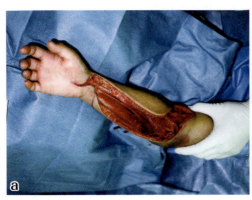 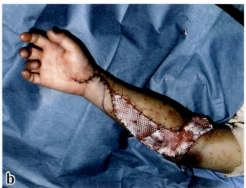

**図5 ◆ 前腕コンパートメント症候群**
a：前腕コンパートメント症候群に対する緊急筋膜切開。
b：緊急筋膜切開部に人工真皮使用（腫脹が治れば創閉鎖します）。

また、ギプス固定やギプスシーネ固定している場合、肘頭部や手関節尺側部などの皮下に骨を触れる部位ではとくに注意します。ギプス固定やギプスシーネ固定内に疼痛の訴えがある場合には注意する必要があります。

## 6. 感染

上肢の骨折の手術治療では金属材料などを体内に用いて固定するため、感染の防止には十分な注意が必要です。術後の創処置などでは無菌的操作を厳守し、清潔を保持することが重要です。開放骨折の場合は緊急で開放創の洗浄、デブリドマンが施行されますが、創感染のみならず、深部感染を起こさないようにすることが重要です。アセスメントとして局所の熱感・腫脹・疼痛の有無、発熱、全身状態についてもチェックします。

## 上肢の良肢位と床上訓練

上肢の骨折後の患者に対してケアを行う際には、肢位に関する知識が必要です。基本肢位は関節を伸ばして静止・直立したときの肢位であり、肩関節、肘関節、手関節ともに0°です。良肢位は日常生活を送るうえで苦痛が少なく、仮に関節がその位置で動かなくなったとしてもADLに及ぼす影響がもっとも少ない肢位です。良肢位は年齢、性別、職業、生活様式によっても異なりますが、上肢の利き手では口と肛門に手が届く肢位、反対側の手は物を押さえることができるような肢位です。肩関節では外転60°程度、屈曲30°、外旋0～20°。肘関節は屈曲90°、前腕回内外中間位、手関節は10～20°背屈位、手指では中手指節関節（metacarpophalangeal joint：MP関節）屈曲位です。

床上安静中でも患部以外は運動が可能であり、拘縮や廃用を起こさないためにも床上での運動は有用です。医師の指示によって理学療法士が行いますが、看護師も患部に影響のない範囲で指導を行います。固定されていない関節の二次的拘縮予防は重要であり、動かしてもよい関節については積極的に自動運動を患者に促すことが望ましいです。ギプス固定を施行されている場合、手指の自動屈曲伸展運動は静脈還流を改善させて、患部の腫脹軽減にもつながります。また、前腕より遠位に骨折がある場合には肩の自動挙上、内外旋運動も肩関節拘縮予防に有用です。ベッド上での安静が必要でない場合は積極的に起立、歩行などを促し、下肢の廃用を予防することも重要です。その際には片側の上肢が固定されていて歩行時のバランスがとりにくくなっており、とくに高齢者では転倒のリスクがあるため、歩行の見守りあるいは介助が必要になる場合もあります。

## 術前ケア

術前ケアとしては、術前オリエンテーション、手術室入室までのスケジュール、手術時間、術後の予定について患者に説明するとともに、患者および家族の手術に対する理解、

期待、不安の有無を評価する必要があります。そのためにも予定術式、使用する固定材料、麻酔方法（全身麻酔、腰椎麻酔、神経ブロックなど）、輸血の可能性などについて理解しておくことが重要です。

上肢では術前までギプス固定を施行されていることも少なくありませんが、術前にギプスカットを行い、患部の腫脹の程度、水疱の有無を主治医とともに観察します。ギプスシーネ固定あるいは圧迫弾性包帯固定を施行されている患者では主治医の許可のもと、患部の腫脹の程度、水疱の有無、シーネ内での褥瘡の有無などのチェックが必要です。

また、高齢者の手術では、糖尿病や心疾患、肺疾患、片麻痺などの合併症が多いため、既往歴や服用中の内服の確認が重要です。糖尿病がある場合は術前の内服状況、インスリン使用の有無、血糖コントロールについて確認します。抗凝固薬服用中の患者では、術中の出血を最小限にとどめるために服用を中止することもあるため、薬剤部と協力して服薬の指導を行います。

## 術後ケア

術後ケアとしては、呼吸状態、循環状態の確認を行い、「症状に対するケア」の項目にあるように疼痛、出血、神経麻痺、循環障害・コンパートメント症候群、深部静脈血栓症、褥瘡、感染を中心に評価を行います。安静度の確認を行い、それぞれの安静度に応じてできるだけ早期離床を促し、疼痛を評価しながら、呼吸器合併症や尿路感染症、廃用を予防します。禁忌肢位や免荷、運動制限がある場合は患者に説明するとともに介助を行います。高齢者や認知症患者では離床後の転倒予防にも注意が必要です。術前に禁止されていた関節の運動が許可された場合は、疼痛の有無をみながら患者自身でできるかぎり積極的に動かしていくように指導を行います。患肢の制限されていた運動が許可されると、起居動作時などに患肢をついて体を支えることを無意識に行うことがありますが、患肢で手をつくことが許可されていない場合は患者への指導が必要です。

### 1. 鎖骨骨折に対するケア

鎖骨は上肢を体幹部に吊り下げている唯一の骨であり、骨折をきたすと患側の上肢を支持することができなくなります。鎖骨骨幹部骨折で8字固定帯が使われることがありますが、その状態で上肢を支えることはできないため、<mark>痛みが強い</mark>です。鎖骨骨折では骨折の部位にかかわらず、三角巾を使用して患肢を保持することで痛みが緩和されます。8字固定帯を使用している場合には締めすぎて腋窩部での神経・血管の圧迫、手指のしびれの有無をチェックします。

鎖骨骨折では交通事故での受傷などの場合、同側の多発肋骨骨折を合併している場合があり、その場合には肋骨骨折に対してバストバンド固定を行いますが、骨折に外傷性血気

胸を合併することがあるため、呼吸状態に注意します。

また、まれではありますが、鎖骨骨折に腕神経叢損傷を合併することもあるため、手・手関節や肘関節の自動運動ができるかどうかチェックします。

## 2. 上腕骨近位端骨折に対するケア

高齢者に多い骨折ですが、三角巾固定あるいはデゾー固定されており、受傷後早期は起居動作時に介助が必要なことも多いです。歩行時には不安定になりやすく、転倒に注意します。清拭、更衣では介助を要します。

肩関節の脱臼骨折などで術後に肩装具を装着している場合には、装具の構造と装具を使用している目的を十分理解したうえで、更衣や入浴の介助を行います。

## 3. 上腕骨骨幹部骨折に対するケア

橈骨神経が上腕骨の中央部付近で後方から外側に向かって走行しており、橈骨神経麻痺を合併することがあります。とくに上腕骨の中央部付近で螺旋骨折を起こしている場合には注意が必要であり、来院時に麻痺がなくても経過中に骨折部が動いて神経麻痺をきたすことがあります。外固定をしていても臥位では筋収縮によって骨折部が短縮して動くため、受傷後早期はベッド上では座位かギャッチアップをしたままで完全に臥床させないほうが安全です。更衣も座位か立位で医師とともに行うか、2人以上で1人が患肢を保持して行う必要があります。

## 4. 肘関節周囲骨折（成人）に対するケア

肘関節周囲の骨折で上腕骨遠位端骨折に対してギプス固定が行われている際には注意が必要です。上腕骨遠位端骨折ではギプス固定をされていても、肩の内外旋運動は制動されていません。上腕骨近位端骨折と同じようにデゾー固定で上肢を体幹に固定していないと制動することはできないため、更衣のときなどに肩を内外旋すると骨折部が動くことを理解しておく必要があります。そのため、更衣の際には2人以上で介助を行う必要があり、1人は患肢の肩ができるだけ内外旋しないようにします。前腕コンパートメント症候群に注意が必要な骨折です。

## 5. 前腕骨骨折に対するケア

骨折部の転位が著明である場合、骨折が近位から遠位に及んでいる場合、橈骨と尺骨の骨折部が近位と遠位に分かれている場合などは、とくに前腕コンパートメント症候群に注意が必要であり、疼痛が強い場合は要注意です。

## 6. 橈骨遠位端骨折、手・手指の骨折（舟状骨、中手骨、その他）に対するケア

基本的には上肢全般のケアと同様です。

整形外科看護 2018 春季増刊

# 9 上肢の骨折後のリハビリテーション

総合大雄会病院 整形外科臨床副院長　**唐澤善幸**

## リハビリテーションの必要性

　第1章2（p12参照）に記載されているように、骨には自己修復能があります。紀元前のヒポクラテスの時代にも固定による治療は行われていたようです。当時の治療目標は骨癒合だったでしょうが、現在の目標は日常生活への復帰です。しかし驚くべきことに、骨折後に日常生活へ戻れるようになったのは最近のことです。AO財団が1958年に最初のAOの原則を示すまで、骨癒合が得られても骨折病になりADL（activities of daily living：日常生活動作）に影響が残ることが多かったのです。その後、骨折手術は進化しますが、1970年代でも脛骨骨幹部手術で感染や偽関節にならずに癒合が得られたのは半分程度でした。さらに時代は進み、より強固な固定が得られるようになりました。安心してリハビリテーション（以下、リハビリ）ができるようになった今、成績の向上においては早期の自動運動を中心としたリハビリの重要性が増しています。これは上肢に限らずすべての部位に共通することです。

　そして求められるゴールは患者個々の状態（年齢、既往、利き手、仕事や趣味など）によって違います。リハビリカンファレンスなどを通じての情報共有が必要です。患者情報を収集するときから、患者の目標が思い浮かぶようになれば理想的です。

### コラム
#### 看護師とリハビリ

　社会復帰のためにはリハビリが必要なことは当然です。もちろんリハビリはリハビリスタッフが中心に行いますが、リハビリスタッフが患者1人にかけられる時間は限られています。看護師は患者と接している時間がもっとも長いため、離床を促したりして自信をつけさせたり、動作を反復させるなど、非常に大きな影響力をもっています。とくに高齢者は、リハビリに消極的であることも多く、拘縮、筋力低下をまねき、よりリハビリに時間を要する場合があります。声かけなどによって患者に動くきっかけを与えることは非常に重要です。

### 用語解説

**骨折病**

以前は長期間の固定による、浮腫、筋萎縮、関節拘縮、骨萎縮によって重大な機能障害が生じることがありました。これらの障害を防止するため、早期固定・早期運動が重要視されるようになりました。

## 拘縮を生じないために

第1章2にあるように、骨修復過程（p13参照）において受傷後あるいは術後には炎症が生じ、線維芽細胞と毛細血管の増加によって肉芽の形成が起こります。3週経過すると瘢痕化が始まるので[1]、拘縮を生じないようにするにはいかにしてこの組織反応を抑えるかが鍵であり、大事なのはクーリング、患肢の挙上、早期自動運動です。浮腫は手を硬くする可能性があるため、挙上などを適切に指示します。

一般に三角巾（図1）や装具を用いて吊りますが、大事なことは<mark>心臓よりも高くすること</mark>なのでそれでは不十分です。ときどき、肩関節から挙上させ、図2のように手指の運動をさせます。浮腫予防に専用の器械を用いることもあります（図3）。一度できた拘縮をとることは非常に大変です。拘縮をつくらないようにすることが大切です（図4）。

### 1. 上腕骨近位端骨折

高齢者でよくみられますが、変形癒合を許容できる余地があるので、保存治療も多いです。保存治療は1週間外固定して除痛を図り、振り子運動とよばれる下垂位での早期運動療法（石黒法）を行います。開始が遅すぎると骨頭周囲の癒着が生じ偽関節のリスクがあります[2]。しかし、脊椎疾患を抱える高齢者に正しく行ってもらうのは意外とむずかしいです。認知面に問題がある場合は、癒合を優先して長期に固定することもありますが、その場合でも肘より遠位はできるだけ使うように指導します。

手術を行った場合は、早期に動かす訓練を行うことが多いですが、腱板損傷の有無によってスケジュールに違いが出ることもあります。基本的に早期から拘縮予防のために振り子運動を行います（図5）。そのほか、自分で健側介助で挙上運動をしてもらいます。リ

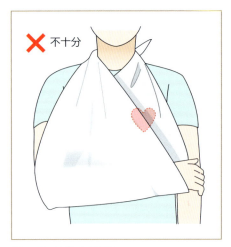

図1 ◆ 三角巾固定

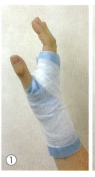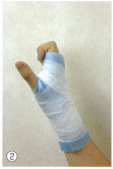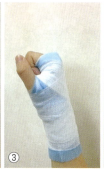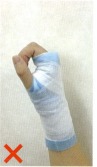

不十分

**図2 ◆ 手指の運動**
順番に①〜④を繰り返します（①伸展、② DIP・PIP 関節屈曲、③ MP 関節屈曲、④ MP 関節屈曲のまま DIP 伸展）。
MP 関節をしっかり曲げることが重要です。手背の皮膚をつまんでみましょう。MP 関節が十分曲がらないと手背に水分のたまる余裕が残ることがわかります。上肢疾患のすべてで有用です。心臓よりも高い位置で行いましょう。

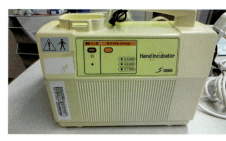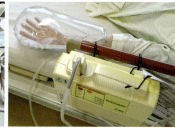

**図3 ◆ 浮腫予防のための器械（Hand Incubator）**
早期自動運動ができない場合や浮腫が強い場合は、空気圧によって浮腫を予防する Hand Incubator が有用な場合があります。

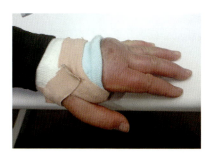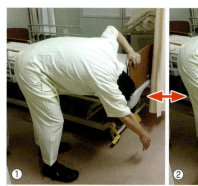

**図4 ◆ 手術目的に紹介された高齢女性**
下垂しており浮腫が著明です。

**図5 ◆ 下垂位での早期運動療法（振り子運動）**
①健側の手で体を支え、背中が床と平行になるようにします。体を前後に揺らす反動で腕を振ります。決して重力に抗して腕を上げてはいけません。
②120°を目指して振ります。1日1,000〜3,000回を目標に3〜5回に分けて行うことが奨励されています。

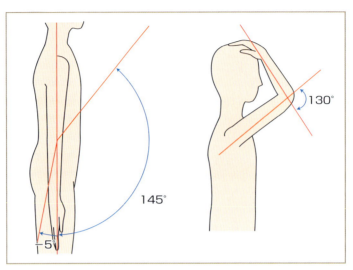

図6 ◆ 肘関節可動域

ハビリの時間だけでは不十分なので、自主訓練の声かけが重要です。また、臥位で行うと効果的です。

## 2. 肘関節周辺骨折

　肘関節の拘縮は、洗顔動作や食事動作など、日常生活に大きな支障をきたします。安定した固定が得られていれば、術後早期から自動運動が許可されます。不安定性があれば支柱付き装具を使用する場合もあります。骨質が悪い場合は、やむを得ず外固定する場合もありますが、拘縮を生じる可能性があります。最低でも30〜130°の可動域は獲得します（肘関節の正常可動域−5〜145°、図6）。ただし、暴力的なリハビリや著しい腫脹は骨化性筋炎（6章5、p210参照）のリスクがあります。適宜クーリングや除痛に努めます。

　腫れが強い場合、静脈還流が障害されないように、良肢位ではありませんが短期間は伸展位固定を要する場合があります。

用 語 解 説

### 良肢位（機能肢位）

　良肢位とは、仮にその位置で動かなくなっても、日常生活を送るうえで機能障害が最小にとどまる肢位です。これとは相反することばに不良肢位があります。不良肢位はすみやかに改善が必要です。安全肢位は手術の成果を最大限に発揮できる肢位です[3]。

## コラム

### MP関節伸展位？

外固定時、中手指節（metacarpophalangeal：MP）関節は伸展位が自然な感じがするかもしれません。実際、研修医がよく行っています。しかし、MP関節は側副靱帯が中手骨頚部の背側から基節骨掌側面についているため、MP関節伸展時にゆるみ、屈曲時に緊張しています。そのため伸展位固定は、靱帯短縮と屈曲制限をきたすおそれがあるので、長期に行ってはいけません[4]（図7）。

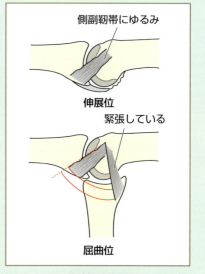

図7 ● MP関節の伸展位と屈曲位

## 3. 橈骨遠位端骨折

単純骨折でプレート固定した場合は、術後外固定なしで手関節運動が許可されますが、骨折の不安定性、骨質の良し悪しによって術後手関節の固定を行う場合があります。しかし、手指は早期から動かす必要があります。積極的な使用を促しましょう。また、三角巾で吊ったままにしていると肩関節の拘縮や疼痛が出現することがあります。肩関節の運動も奨励します。通常、想定される以上の疼痛は複合性局所疼痛症候群（complex regional pain syndrome：CRPS）の可能性があります（第8章7、p271参照）。迅速な対応が必要です。

## 4. 手部の骨折

手は非常に繊細な動きをし、その機能を失うことは日常生活障害に直結します。治療目的は骨癒合させることではなく、機能回復です。拘縮をつくらないようにできるだけ早期に動かします。暴力的なリハビリや強い痛みをともなう訓練は避けます。骨癒合が遷延している場合でも長期の固定は避け、腱の滑走などの動きを優先して後に偽関節手術を行うこともあります。

◆引用・参考文献

1) 青木光広. 手指・手関節外科におけるリハビリテーションの基本. Med Rehabil. 95(8), 2008, 7-12.

2) 石黒隆. 上腕骨近位端骨折に対する保存的治療―下垂位での早期運動療法について―. MB Orthop. 23(11), 2010, 21-9.

3) 津下健哉. 私の手の外科：手術アトラス. 改訂第4版. 東京, 南江堂, 2006, 11.

4) 石黒隆. リハビリテーションに必要な手指・手関節の機能解剖とその応用. Med Rehabil. 95(8), 2008, 1-6.

# 第 **4** 章

# 下肢の骨折

| | | |
|---|---|---|
| 1 | 大腿骨頚部骨折 | 120 |
| 2 | 大腿骨転子部骨折 | 124 |
| 3 | 大腿骨骨幹部骨折 | 128 |
| 4 | 膝関節の骨折 | 133 |
| 5 | 脛骨骨幹部骨折 | 142 |
| 6 | 足関節の骨折 | 146 |
| 7 | 足部の骨折 | 153 |
| 8 | 下肢の骨折後のケア | 162 |
| 9 | 下肢の骨折後のリハビリテーション | 170 |

# 1 大腿骨頸部骨折

香川労災病院 整形外科部長 前原 孝

## 病態

### 解剖生理

大腿骨の近位部（体幹に近い、すなわち股関節に近い部分）での骨折を総称して「大腿骨近位部骨折」といいます。大腿骨頸部骨折とは、大腿骨が大腿骨頭の直下で細くくびれた部分で骨折した状態を示しています（図1a）。

また、「股関節周辺の骨折」という意味の"hip fracture"という用語も大腿骨近位部骨折とほぼ同じ意味で使われているので、併せて知っておくとよいでしょう。

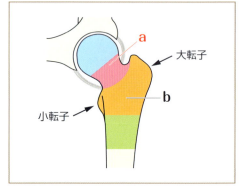

図1 ◆ 大腿骨近位部骨折の分類
a：大腿骨頸部骨折、b：大腿骨転子部骨折。

### 受傷機序と患者の年齢

多くの患者の受傷機転は「歩行中につまずいて転んだ」というもので、高齢者の骨粗鬆症をベースとして低エネルギーで骨折を生じた、いわゆる脆弱性骨折の代表です。一方で、比較的若い年齢の患者では交通事故や高所からの転落などによって生じる高エネルギー外傷である場合が多く、同じ部位の骨折でも手術方法や術後のリハビリテーション（以下、リハビリ）などの治療方針が異なるので注意が必要です。

### 症状と診断

股関節周囲の疼痛を訴えて歩行不能となった状態で搬入されます。骨折した側の下肢は短縮し外旋位となっている場合が多く、この特徴的な肢位をみた場合は大腿骨近位部の骨折を疑って検査することが重要です（図2）。

時に「数日前に転んで少し痛みはあったが歩行できていた。今朝になって急に歩けなくなった」という病歴の患者が来院することがありますが、こういった場合は最初の転倒で

不全骨折を受傷していて、その後、歩行などによる負荷で骨折部がずれて歩けなくなった、という可能性が考えられます。

また、股関節周囲の痛みを訴える患者で大腿骨近位部に明らかな骨折がない場合は、恥骨や坐骨といった骨盤の骨折を見逃さないように注意する必要があります。

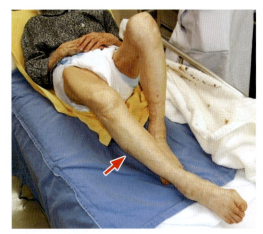

**図2 ◆ 大腿骨近位部骨折患者の肢位**
骨折した側の下肢が外旋位になっています（→）。

## ナースに知っておいてほしいポイント

大腿骨頚部骨折にはさまざまな治療法が選択されます。それは骨折した患者の年齢や、全身状態、頚部という部位の特性、骨折の重症度（転位の大きさや粉砕の強さ）などによって個々の症例に最適な方法を選択する必要があるからです。

代表的な治療法とその選択基準を以降にまとめたので参考にしてください。ただし、これはあくまでも「当院では原則としてこうしている」というものであり、施設によって、あるいは医師によって考え方が異なる場合もあることを知っておいてください。

## 治　療

高齢者の大腿骨近位部骨折に対する治療原則は、ご存知のとおり「早期離床」です。できるかぎり早く「歩ける」ように、また少なくともできるだけ早く「座れる」ように治療することが最大の目標になります。そのためには骨折部の痛みを取り除いてあげることが必要で、その方法として骨接合術（骨折部を固定して安定させる）と人工骨頭などの人工物に置換する手術があります。

当院では骨接合術と人工物置換術の選択基準を図3のように定めており、原則的にこの方針で治療しています。もちろん、年齢の境界などは厳密なものではなく、症例によって例外的な治療方針が選択される場合もあります。

整形外科看護 2018 春季増刊　**121**

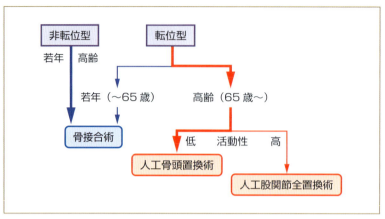

図3 ◆ 当院での大腿骨頚部骨折の治療方針

## 治療の選択肢

**❶ 人工物置換術**
高齢者で転位のある大腿骨頚部骨折

**❷ 骨接合術**
おもに若年者の大腿骨頚部骨折と、高齢者でも転位のない（ずれていない）大腿骨頚部骨折の場合

**❸ 保存治療**
合併症などによって手術ができない場合

### ❶ 人工物置換術

高齢者で転位のある大腿骨頚部骨折に対しては、大腿骨にステム（心棒）を挿入し、その近位部に大腿骨頭の代わりをする球状の部品（ヘッド）を組み合わせて臼蓋（股関節を形成する骨盤のくぼみ）にはめ込むことによって、股関節の機能を再現する人工骨頭置換術（図4）が行われます（図3、➡）。

人工骨頭置換術が選択される理由として、大腿骨頭の血流と骨癒合に関する問題が挙げ

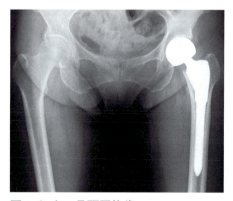

図4 ◆ 人工骨頭置換術

られます。大腿骨頭への血流は大部分が転子部から入り、頚部を上行して骨頭に供給されます。また、関節包内の頚部から骨頭には骨癒合に重要な役割をもつ「外骨膜」とよばれる膜が存在しません。そのため、頚部で骨折すると骨が長期間癒合しなかったり（遷延癒合）、骨が癒合しない（偽関節）といったリスクがあります。長期的にみると骨頭への血流が減少することによって骨頭壊死を生じるリスクもあり、その場合は再手術が必要となります。

頚部骨折には以上のような特徴があるため、高齢者では1回の手術で確実に歩行できる状態にする意味で人工骨頭が選択される場合が多くなるのです。また、==活動性の高い患者には人工股関節全置換術（骨盤側にもカップを設置する方法）が選択される場合もあります==（図3、→）。

## ② 骨接合術

骨接合術が選択されるのは、おもに==若年者の頚部骨折と、高齢者でも転位のない（ずれていない）頚部骨折の場合==です（図3、→、→）。==スクリューやプレートを用いて骨折部を安定させ、骨癒合を目指す治療法==です。若年者では骨癒合するまで荷重制限をしながらリハビリを行うことができますが、高齢者の場合は荷重制限が困難なことが多く、長期間にわたり荷重を制限するのは現実的ではありません。

骨接合の方法には、スクリューやピンを2〜3本挿入して安定させる方法（図5a）や、スクリューとプレートを組み合わせたインプラントを用いる方法（図5b）があります。最近はプレートタイプのインプラントが多数開発され、骨折型や術者の好みによって使い分けられています。自施設で使っている器械を確認しておきましょう。

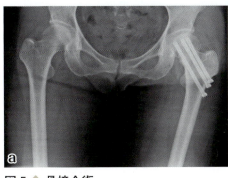
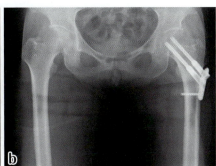

**図5 ◆ 骨接合術**
a：スクリュー3本。
b：スクリューとプレートの組み合わせ。

## ③ 保存治療

保存治療については「第4章2 大腿骨転子部骨折」の項で述べます（p126）。

# 2 大腿骨転子部骨折

香川労災病院 整形外科部長　前原　孝

## 病態

### 解剖生理

　第4章1で解説した大腿骨頸部骨折と同様に、大腿骨の近位部（股関節に近い部分）で大腿骨が骨折する外傷です。頸部よりもやや遠位の、大腿骨がすこし太くなった部分で骨折したものが大腿骨転子部骨折です（図1b）。外側上方に突出した部分が大転子、内側やや後方の隆起が小転子とよばれますが、大転子・小転子には筋肉や靱帯が付着しており、運動（おもに股関節の動き）のために重要な役割を担っています。

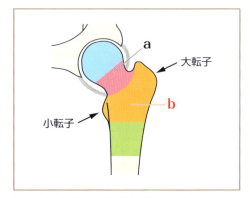

図1 ◆ 大腿骨近位部骨折の分類
a：大腿骨頸部骨折、b：大腿骨転子部骨折。

### 受傷機序と患者の年齢

　大腿骨頸部骨折とほぼ同様ですが、75歳未満では頸部骨折が多いのに対して、75歳以上になると転子部骨折の発生率が高くなるという調査結果があります[1]。

### 症状と診断

　これも頸部骨折とほぼ同様ですが、頸部骨折が関節内骨折であるのに対して転子部骨折は関節外の骨折なので、骨折部からの出血による変化が観察できる場合があります。頸部骨折の場合は関節包内だけに血腫が貯留することが多いので、外観に明らかな変化はあまりみられません。一方、転子部骨折では大腿部の筋層内や皮下に出血が広がるため、大腿部や殿部の腫れ、皮下出血といった外観上の変化が観察されやすい傾向があるといえます。
　CTやMRIを撮影すると、頸部骨折では骨頭周囲の血腫が、転子部骨折では大腿部から殿部の広範囲に及ぶ出血や浮腫が描出されるので、不顕性骨折（骨折部がずれていない骨折）の診断に有効です。

# 治療

頚部骨折と異なるのは、大多数の症例が骨接合術の適応となることです。第4章1の大腿骨頚部骨折の解説で、「遷延癒合」や「骨頭壊死」という合併症があることを述べましたが、転子部は血流がよく比較的骨癒合しやすい部位であり、骨頭への血流が障害されて骨頭壊死を起こすリスクも小さいといえます。そのため、ほとんどの症例で骨接合術が第一選択となります。

## 治療の選択肢

**① 骨接合術**
ほとんどの症例で第一選択となります

**② 人工物置換術**
粉砕が強く、骨接合が困難な場合

**③ 保存治療**
合併症などによって手術ができない場合

## ① 骨接合術

骨接合術に用いられるインプラントはおもに2種類で、1つはsliding hip screw（SHS）といわれるプレートとスクリューを組み合わせたものです（図2a）。もう1つはネイル（心

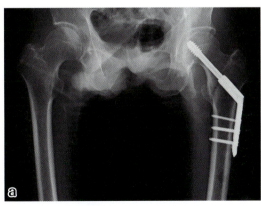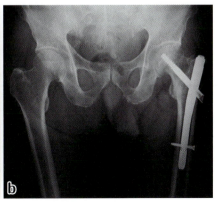

図2 ◆ 転子部骨折に対する骨接合術
a：SHSによる内固定。
b：SFNによる内固定。

棒）とスクリューを組み合わせた大腿骨近位部骨折専用の髄内釘である short femoral nail (SFN) です（図2b）。両者はおもに骨折型によって使い分けられ、骨折部の粉砕が少なく比較的安定している症例にはSHSが、骨折部の粉砕が強く不安定な骨折型の症例にはSFNが選択されるのが一般的です。ただ、SFNは小さい切開で非常に強固な固定ができるため、最近は安定型の症例にもSFNが選択される場合が増えています。国内の転子部骨折に対する手術の8割でSFNが使われているというデータもあります。

## ❷ 人工物置換術

転子部骨折に対して人工物置換術を選択する機会は多くありませんが、最近は重度の骨粗鬆症を合併した高齢者で粉砕の強い大腿骨転子部骨折が増加傾向にあるといわれており、既存の内固定材料を用いてもしっかりした固定が困難な場合があります。そのような場合、早期離床を達成する目的で大腿骨転子部骨折に対して人工骨頭置換術が選択されるケースがあり、専用のインプラント（図3）も開発されています[2]。しかし、大腿骨転子部骨折に対する人工骨頭置換術は大腿骨頸部骨折に対する人工骨頭置換術より難易度が高く、骨接合術に比べて手術侵襲が大きくなりやすいという問題もあります。

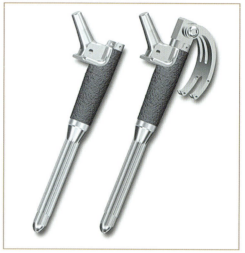

図3 ● 大腿骨転子部骨折に対する人工骨頭
（MOD-Centaur® ステム、提供：京セラ）

## ❸ 保存治療

大腿骨頸部・転子部骨折とも合併症などによって手術ができない場合に選択されることがあります。しかし、保存治療の骨癒合率は低く早期離床もむずかしいため、そのまま寝たきりになってしまい肺炎などの合併症を起こして生命に危険が及ぶこともあります。保存治療の治療経過を調査した研究で「受傷2週間以上の臥床により死亡率が2倍になる」という報告[3]もあり、できることなら手術治療を選択して早く動けるようにしたいところです。

ガイドラインでは転位のない大腿骨転子部骨折には保存治療を試みてもよいという記述がありますが、手術によって早期離床を目指すという原則に変わりはありません。

## ナースに知っておいてほしいポイント

　骨粗鬆症委員会の報告では、2014年の大腿骨近位部骨折の術前待機期間は4.5日とされています[4]。近年、==高齢者の脆弱性骨折に対して多職種で連携して治療にあたる「集学的アプローチ」==によって、非常に早く離床させる取り組みがイギリスをはじめとする欧米で盛んとなり、世界的に普及しつつあります[5,6]。日本でも同様の取り組みによって==多職種で協力して患者を治療し、早期手術および早期離床を実現させている施設が出てきています==[7]。超高齢社会となった日本においては、われわれ医療従事者だけでなく、社会全体で取り組んでいくべき非常に重要な課題であると考えられています。

◆引用・参考文献 ──────────────────────────────

1 ）日本整形外科学会診療ガイドライン委員会，大腿骨頚部/転子部骨折診療ガイドライン策定委員会編．"大腿骨頚部/転子部骨折の疫学"．大腿骨頚部/転子部骨折診療ガイドライン．改訂第2版．東京，南江堂，2011，19-26.

2 ）三上浩．"大腿骨転子部骨折に対する一期的人工骨頭置換術"．OS NEXUS 4　股関節周囲の骨折・外傷の手術．東京，メジカルビュー社，2015，88-101.

3 ）富永康弘ほか．保存的に対応した大腿骨頚部骨折の治療経過．中国・四国整形外科学会雑誌．17（2），2005，315-8.

4 ）日本整形外科学会骨粗鬆症委員会．大腿骨近位部骨折の治療状況調査，2013，1-5.

5 ）Friedmen, SM. et al. Geriatric co-management of proximal femur fractures : total quality management and protocol-driven care result in better outcomes for a frail patient population. J Am Geriatr Soc. 56（7），2008，1349-56.

6 ）Kates, SL. et al. The value of an organized fracture program for elderly : early results. J Orthop Trauma. 25（4），2011，233-7.

7 ）重本顕史ほか．当院における大腿骨近位部骨折への取り組み．骨折．37（2），2015，383-5.

# 3 大腿骨骨幹部骨折

北里大学医学部 整形外科学／救命救急医学講師 **峰原宏昌**

## 病　態

### 解剖生理

　大腿骨骨幹部骨折は、大腿骨の中央部（図1）に生じた骨折です。大腿骨骨幹部は周囲を豊富な筋肉に覆われているため、下腿骨骨折に比べると開放骨折の頻度が低いです。強大な力を発揮する多くの筋肉が付着し、自由度の大きな股関節を有するため、外傷による一次的な転位だけでなく、大腿骨に付いている筋肉の作用によって骨折部が大きくずれるので注意を要します（図2）[1]。

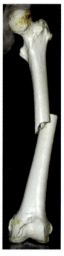

図1 ◆ 大腿骨の真ん中辺りの部分が骨幹部

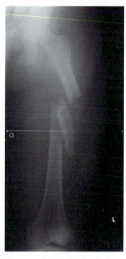

図2 ◆ 転位をともなった大腿骨骨幹部骨折のX線像

### 受傷機序

　交通事故による受傷がもっとも多く、高所からの転落あるいは飛び降り、労働災害によるものが続きます。高エネルギー外傷が多く、多発外傷を呈する頻度も高いです。

### 症　状

　受傷直後から立って歩くことが不能となり、大腿に著明な疼痛、腫脹、変形を認めます。また、重要臓器損傷にともなう症状や、出血にともなう外傷性ショックを呈することがあります。

## 診　断

　受傷機序と症状から骨折の診断は比較的容易です。バイタルサインが安定し、可能であれば前後・側面の2方向のX線撮影を行います。多臓器損傷の診断のためCT撮影も行いますが、CTは見逃しやすい同側の頸部骨折や遠位部骨折などを検索するにも有効です。

## ナースに知っておいてほしいポイント

　出血にともなう外傷性ショックの対応として、大量輸液・輸血が必要となることが多いです。

　また、出血以外に重大な合併症として、肺血栓塞栓症があります。血栓が肺の血管に詰まってしまうために呼吸状態が悪化し、場合によっては死に至る重篤なものです。日本骨折治療学会の調査では、骨折全体における発症率は0.84％ですが、大腿骨骨幹部骨折による発症率は1.2％であり、注意を要します[2]。入院中に診断のための血液検査や画像検査（CT、超音波検査）を行う場合があります。肺血栓塞栓症の原因として下肢の静脈に血栓が生じる深部静脈血栓症が知られており、予防法として、脱水にならないように点滴をしたり、両下肢に弾性包帯を巻く、あるいは周期的にふくらはぎから足をマッサージする器械を装着します。

　ほかには、脂肪塞栓症候群にも注意しなくてはなりません。この病態は大腿骨骨幹部骨折に多く発症するとされています。原因は特定されていませんが、骨が折れたときに生じる骨髄からの脂肪成分が関与していると報告されています[3]。症状としては呼吸困難や意識障害などが挙げられ、胸部X線の特徴的所見であるびまん性両側性浸潤陰影（snow storm pattern）がみられたり（図3）、全身状態が不安定になることがあります。予防法は、できるだけ早期に骨折部の固定をすることです。

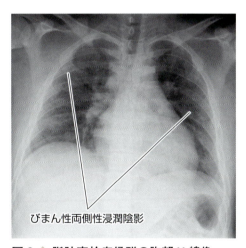

図3 ◆ 脂肪塞栓症候群の胸部X線像

# 治療

## 治療の選択肢

**① 髄内釘固定**
治療の主流で、ほとんどすべての大腿骨骨幹部骨折に適応

**② 創外固定**
全身状態が不安定な患者に対して一期的に固定をして、状態が落ち着いたら髄内釘などに入れ替える（ダメージコントロール）場合や、開放骨折で創の汚染や挫滅が強い場合

**③ プレート固定**
膝関節近傍に骨折が及んでいたり、髄腔が狭くて髄内釘使用が困難な場合

**④ 直達牽引**
手術まで一時的に骨に金属のワイヤーを挿入し、おもりで引っ張る処置をすることがあります。ただし、できるだけ早期に手術による固定をすることが推奨されます

## ① 髄内釘固定（図4）

### 1. 概要

大腿骨髄腔に金属製のロッド（髄内釘）を挿入して骨折部を固定します。骨折部の切開を行わずに固定することができます。

### 2. 手順

整復後に大腿骨大転子部から髄腔のリーミングを行い、髄内釘を挿入します。横止めスクリュー固定を追加することで、骨折部の回旋や短縮を防ぎ強固に固定することができます。

### 3. ナースに知っておいてほしいポイント

単純な横骨折であれば、術後早期から荷重をかけることができます。

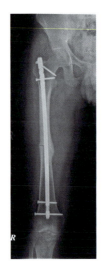

図4 ◆ 髄内釘固定のX線像（右大腿骨）

## ❷ 創外固定（図5）

### 1. 概要
ダメージコントロールや開放骨折で創の汚染や挫滅が強い場合に行われる骨接合法です。

### 2. 手順
開放骨折では創部のデブリドマンを行った後に、骨折部を挟んだ近位と遠位の骨片それぞれにピン2本を刺入して、このピンをロッドで連結することで骨折部を固定します。

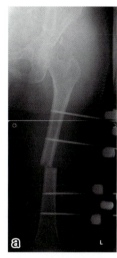
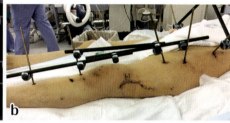

図5 ◆ 創外固定のX線像（左大腿骨、a）、外観（左下肢、b）

### 3. ナースに知っておいてほしいポイント
==創部が治癒すればシャワー浴==でピン刺入部の管理が可能です。==ピン刺入部の感染==が疑われた場合は抗菌薬投与を行います。あくまでも一期的固定法なので、できるだけ早期に内固定に変更します。

## ❸ プレート固定（図6）

### 1. 概要
膝関節近傍に骨折が及んでいたり、髄腔が狭く髄内釘固定が困難な場合に適応になります。

### 2. 手順
骨折部を整復後に金属製のプレートとスクリュー（ねじ）で固定します。骨折部を切開せずに行う低侵襲な手術法も行われています。

### 3. ナースに知っておいてほしいポイント
軟部組織の腫脹が強いときにプレート固定を行うと==創壊死・離開の危険==があり、注意が必要です。

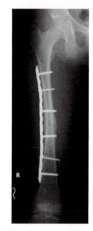

図6 ◆ プレート固定のX線像（右大腿骨）

## ④ 直達牽引（図7）

### 1. 概要
骨がずれたままになることで手術の際に骨折をもとに戻しづらくなるのを防ぐためと、少しでも痛みを和らげるため、手術まで一時的に骨に金属のワイヤーを挿入し、おもりで引っ張る処置を行います。

### 2. 手順
大腿骨遠位部か脛骨近位部に局所麻酔後、金属のワイヤーを挿入し、おもりで骨を引っ張ります。

### 3. ナースに知っておいてほしいポイント
馬蹄が皮膚に干渉していないか観察し、==褥瘡を予防==します。馬蹄が皮膚に直接当たらないように、皮膚と馬蹄の間にガーゼや被覆材を挟んでおきます（図7）。==おもりがベッドや床と干渉していると牽引効果が弱くなる==ため、牽引を開始した時点で確認します。

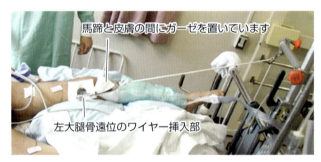

図7 ◆ 直達牽引（左大腿骨）

---

◆引用・参考文献

1) 糸満盛憲編. 運動器外傷治療学. 東京, 医学書院, 2009, 425-44.
2) 塩田直史ほか. 骨折後の肺塞栓症発症状況に関する前向き研究. 骨折. 31(4), 2009, 858-61.
3) 日本外傷学会ほか監. 外傷初期診療ガイドラインJATEC. 改訂第4版. 東京, へるす出版, 2012, 170-1.

# 4 膝関節の骨折

岡山大学 地域救急・災害医療学講座助教 **山川泰明**
同　　　運動器外傷学講座教授 **野田知之**

## 大腿骨遠位部骨折

### 病　態

#### 解剖生理、受傷機転、患者の年齢、症状、診断

　大腿骨遠位部は遠位骨幹部から骨端部に該当し、外顆・内顆によって２つの荷重関節面からなる構造をしており、膝関節の側副靭帯や前・後十字靭帯などが付着しています（**図 1a**）。大腿骨顆部に正方形の枠を描き、骨折線の中心が枠内に入る場合に大腿骨遠位部骨折と定義されます（**図 1b**）。

　受傷機転は高齢者の立位程度の高さからの転倒による低エネルギーでの受傷と、若年者の交通事故などによる高エネルギー外傷による受傷の２通りが存在します。

　症状としては、大腿遠位部（膝周辺）の腫脹・疼痛を生じ、膝蓋跳動（関節内血腫）も認められます。時間が経過すると皮下出血などもみられるようになります。

　診断は単純 X 線写真の正面像・側面像によって容易に診断されることがほとんどですが（**図 2a**）、関節内骨折においては関節面の詳細な評価のために CT を撮影します（**図 2b**）。

　一般的に手術までの待機期間はシーネもしくはニーブレスによる外固定を行いますが、股関節付近まで固定を行わないと安定性は得られないため、不安定性の強い骨折や開放骨折の場合は内固定を行う前に一時的に創外固定などを行うこともあります。近年では、人工関節置換術後（とくに人工膝関節全置換術）の骨折も増えてきており、問題となっています（**図 2c**）。

#### ナースに知っておいてほしいポイント

　大腿骨遠位部骨折においては、関節面の解剖学的整復（関節面をもとどおりに直すこと）と膝の可動域制限を残さないために、早期可動域訓練・リハビリテーションを可能にする強固な内固定を行うことが治療目標となります。

整形外科看護 2018 春季増刊　**133**

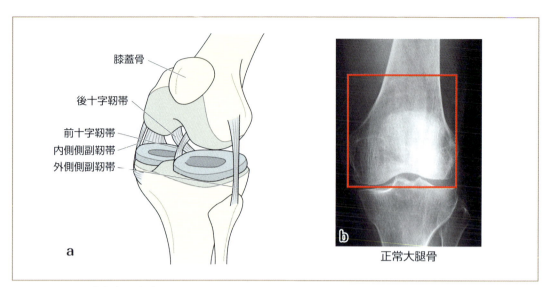

図1 ◆ 大腿骨遠位部の解剖

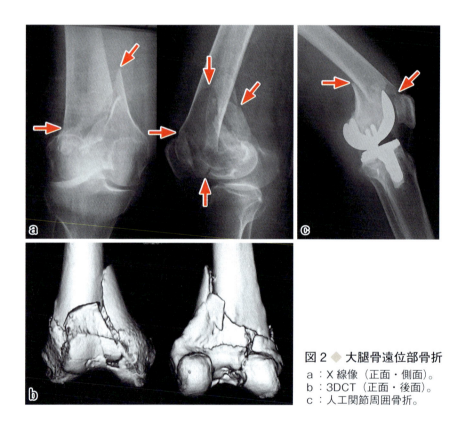

図2 ◆ 大腿骨遠位部骨折
a：X線像（正面・側面）。
b：3DCT（正面・後面）。
c：人工関節周囲骨折。

# 治療

## 治療の選択肢

**❶ プレート固定**
関節面の骨折をともなう場合

**❷ 逆行性髄内釘固定**
関節面の骨折をともなわない高齢者の場合など

**❸ 順行性髄内釘固定**
関節面骨片の大きい場合

### ❶ プレート固定（図3a）

　一般的には大腿骨外側にロッキングプレートを用いた固定が行われます。大腿骨外側からアプローチを行い、関節面の整復・固定を行います。その後プレートを用いて骨折部を固定します。侵襲を少なくするために最小侵襲プレート固定（minimally invasive plate osteosynthesis：MIPO）によって筋層下にプレートをすべり込ませて固定することもあります（図3b）。

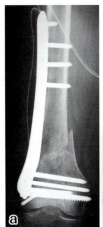
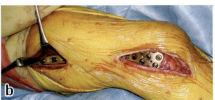

図3 ◆ 大腿骨遠位部骨折の治療法
a：プレート固定、b：MIPOによる固定。

## ❷ 逆行性髄内釘固定（図4）

関節面骨折がない場合や粉砕の少ない場合などに適応となることがあります。膝蓋腱を切開し、顆間部関節面から髄内釘を挿入する穴をあけて膝関節から髄内釘を挿入します。膝関節の軟骨損傷をともなうため、若年者では用いられないこともあります。

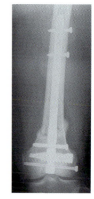

図4 ◆ 逆行性髄内釘固定

## ❸ 順行性髄内釘固定

膝関節への侵襲を避けたい場合などに適応となることがあります。大転子部に開窓を行い、膝関節に向けて髄内釘を挿入します。膝関節面を含む遠位骨片が小さい場合は強固な固定力が得られない場合もあるため、慎重に選択される必要があります。

# 膝蓋骨骨折

## 病態

### 解剖生理、受傷機転、患者の年齢、症状、診断

膝蓋骨は人体において最大の種子骨（腱や靱帯内に発生する類円型の骨）であり、大腿骨顆部の間に挟まる形で存在し、大腿四頭筋にかかる力を、膝蓋靱帯（膝蓋腱）を通して脛骨結節部に伝えて、膝を伸ばす動作にかかわります（図5）。直接的な膝の打撲によって膝蓋骨骨折を発症しますが、患者の年齢層はさまざまです。

症状としては膝を曲げる際に大腿四頭筋と膝蓋靱帯によって骨折部に開く力が加わるため、膝屈曲時に痛みを感じます。また、膝関節内には血腫を生じるため、膝蓋跳動も認められます。膝伸展機構の破綻であり、転位のある横骨折（膝蓋骨に対して横方向に骨折が入る）は手術適応となります。

単純X線写真で診断しますが（図6a）、転位のない骨折の場合にはX線だけでは判断しにくいこともあり、CTが撮影されます（図6b）。

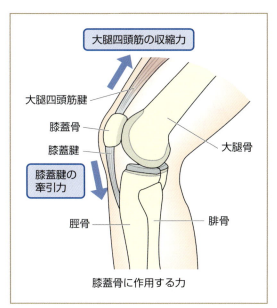

図5 ◆ 膝蓋骨の解剖

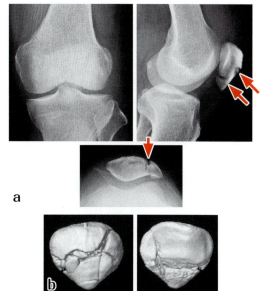

図6 ◆ 膝蓋骨骨折
a：X線写真、b：3DCT。

## ナースに知っておいてほしいポイント

　膝蓋骨骨折のテンションバンドワイヤリング術後に可動域訓練を行っていると、キルシュナー鋼線（こうせん）の断端が移動することで皮下に触れて疼痛を訴えることがあります。定期的にX線撮影を行い、キルシュナー鋼線などの移動や破損がないかなどを確認する必要があります。

## 治　療

### 治療の選択肢

**❶ テンションバンドワイヤリング**
横骨折の場合

**❷ スクリュー固定**
単純骨折で縦骨折の場合

**❸ 保存治療**
転位のない骨折の場合

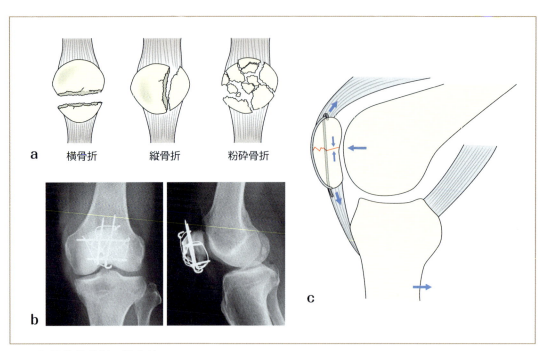

**図7 ◆ 膝蓋骨骨折の治療法**
a：膝蓋骨骨折の分類。
b：テンションバンドワイヤリング。縦方向および横方向にテンションバンドワイヤリングをしている。
c：テンションバンドワイヤリングの力のはたらき。

### ① テンションバンドワイヤリング（図7）

　横骨折の場合は、膝屈曲時に大腿四頭筋と膝蓋腱が骨折部を開くように作用するため（**図7a**）、テンションバンドワイヤリングを用いて固定します。まっすぐな針金形状のキルシュナー鋼線と、サークレージワイヤーといった軟鋼線を使用して固定を行います。キルシュナー鋼線は骨折線に垂直方向に刺入し、軟鋼線はキルシュナー鋼線の裏をくぐるように8の字に締結します。膝を曲げる際に生じる膝蓋骨を引っ張る力が、テンションバンドを介して骨折部への圧迫力へと変換されます（**図7c**）。

### ② スクリュー固定

　単純な縦骨折であればスクリューによる固定が行われることもあります。骨折部に圧迫力をかけるため、スクリュー先端にのみねじ切り部分のある、先ねじスクリューが使用されます。

### ③ 保存治療

転位のない骨折の場合、保存治療が行われることがあります。膝を屈曲すると骨折部に開く力が加わるので、膝関節伸展位で4～6週程度固定が行われます。

粉砕骨折の場合には、テンションバンドワイヤリングとスクリュー固定を併用するなどして固定されます（図7b）。

## 脛骨近位部骨折（脛骨プラトー骨折）

# 病　態

## 解剖生理、受傷機転、患者の年齢、症状、診断

脛骨近位部骨折はプラトー骨折ともいわれますが、その由縁は脛骨関節面が高原（英語でplateau）のように見えるためです。脛骨高原は外顆、顆間隆起、内顆の骨性成分から構成されています。また、脛骨後方の膝窩部には神経血管束があり、膝関節内には半月板がクッションとして存在し、顆間隆起には前・後十字靭帯が付着しています（図1a）。

中高年者の膝が外反位を強制されるように転倒した場合に生じる脛骨近位端骨折は、外側に多く発生します（図8a、b）。これに対して、若年者の交通事故などによる高エネルギー外傷の場合は、内側や両側型の脛骨高原骨折となることもあります（図8c）。内側型や両側型の脛骨高原骨折は不安定性が強い場合が多く、神経血管損傷やコンパートメント症候群などの合併症をともなうことがあります（図8d）。症状としては、骨折部周辺に疼痛を生じ、関節内血腫を生じます。

大腿骨遠位部骨折と同様に、一般的に手術までの待機期間中はシーネやニーブレス固定が行われますが、不安定性が強い骨折の場合（内側に骨折が及んでいる場合はそのように判断されることが多い）は創外固定による一時的な固定が行われます（図8f）。

## ナースに知っておいてほしいポイント

腫脹が強くなるとコンパートメント症候群を合併する場合もあるので、注意が必要になります。コンパートメント症候群になると、どんな鎮痛薬も効かない痛みや光沢のある腫脹などを認めます。そういった場合は担当医師に報告し、筋区画内圧を測定するなどの対応が必要になります。治療としては早急に筋膜切開を行う必要があります（図8d）。

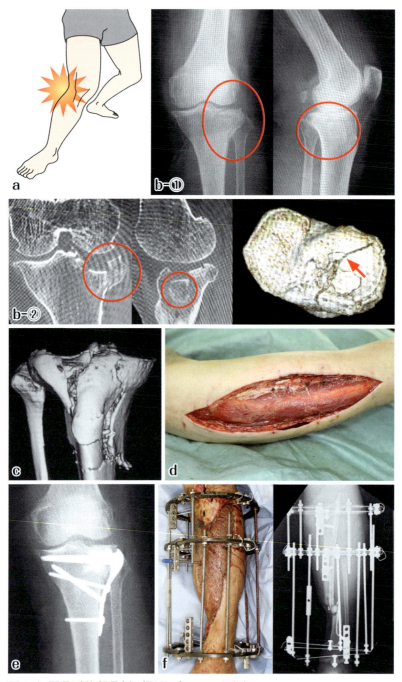

**図8 ◆ 脛骨近位部骨折（脛骨プラトー骨折）**
a：脛骨高原骨折の受傷肢位。
b：外側プラトー骨折。
c：両側プラトー骨折。
d：コンパートメント症候群に対する筋膜切開後。
e：プレート固定。
f：イリザロフ創外固定（脛骨骨幹部開放骨折症例）。

# 治　療

## 治 療 の 選 択 肢

**❶ プレート固定**
関節面の転位が大きい場合や粉砕骨折の場合

**❷ スクリュー固定**
関節面の転位がほとんどない場合や単純骨折の場合

**❸ リング式創外固定（イリザロフ創外固定など）**
軟部組織の状態が悪い場合

### ❶ プレート固定 （図 8e）

　まず関節面の整復を行います。次に必要に応じて整復した関節面の下支えをするために人工骨移植を行い、スクリューなどで関節面を固定します。その後、脛骨外側にプレートを用いて骨折部を固定します。両側型や内側型の骨折の場合には、内側にプレートを設置することもあります。手技的に高度で術後変形も起こりやすいため、髄内釘固定は脛骨近位部では一般的ではありません。

### ❷ スクリュー固定

　関節面の転位がほとんどない場合や単純骨折の場合には、適応となることがあります。

### ❸ リング式創外固定（イリザロフ創外固定など）（図 8f）

　軟部組織の状態が悪い場合にプレートで内固定を行うと皮膚壊死などを起こすことがあり、そのような場合にリング式創外固定が適応となることがあります。細いワイヤーやハーフピンを関節面骨片および骨幹部骨片に挿入し、リングに固定します。リングを操作して骨折部を整復した後に、リングをバーで連結し、バーをボルトで固定します。

# 5 脛骨骨幹部骨折

北里大学医学部 整形外科学講師 **松浦晃正**

## 病　態

### 解剖生理

**脛骨骨幹部骨折は脛骨の中央部（図1、2）に生じた骨折**です[1]。脛骨は皮下の浅層にあって、筋肉などの軟部組織が少ないため、**骨折部が皮膚を突き破り開放骨折になりやすい**です。開放骨折とは骨折部の近くの皮膚や軟部組織に創が存在し、骨折部と外界が直接交通するものをいいます[2]。

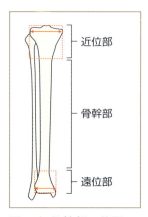

図1 ◆ 骨幹部の位置
長管骨の近位と遠位部は、骨端部の最大幅を一辺とする正方形の部位です。その間の部分が骨幹部です。

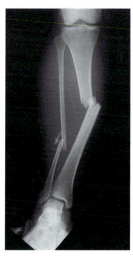

図2 ◆ 脛骨骨幹部骨折のX線像

### 受傷機序

交通事故やスポーツなど、強い外力で生じることが多いです。交通事故による打撲で直接的に下腿に外力が加わると、横骨折や粉砕骨折となります。また、スポーツ時の転倒などで下腿にひねる力がはたらくと、螺旋骨折を生じます[2]。

### 症状

受傷直後から起立歩行が不能となり、下腿に疼痛、腫脹、変形を認めます。

### 診断

前後・側面の2方向のX線撮影を行い、診断を行います。詳細な骨折型を評価するために、必要に応じてCT撮影を行います。

## ナースに知っておいてほしいポイント

出血・浮腫の防止、炎症の抑制、疼痛軽減のために**シーネなどによる固定とRICE（rest：安静、ice：冷却、compression：圧迫、elevation：挙上）を行います。**下肢は外旋位をとりやすく、外旋位は腓骨頭（ひこっとう）を圧迫して腓骨神経麻痺を起こします。術前や術後のベッド上では、**腓骨頭部が圧迫されないように下肢を回旋中間位に保つ**ようにします（図3）。**コンパートメント症候群や深部静脈血栓症の発症にも注意が必要**です。術後は可能なかぎり早期離床を行い、動かせる関節は自動運動を行います。

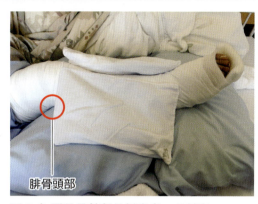

**図3 ◆ 脛骨骨幹部骨折患者への対応**
シーネ固定とRICEを実践しています。腓骨頭部が圧迫されないように下肢を回旋中間位に保つようにします。

# 治　療

## 治療の選択肢

**① 髄内釘固定**
治療の主流で、ほとんどすべての脛骨骨幹部骨折に適応があります

**② 創外固定**
開放骨折で創の汚染や挫滅が強い場合

**③ プレート固定**
関節近傍に骨折が及んでおり、髄内釘固定が困難な場合

**④ 徒手整復の後、保存治療**
転位が少なく、安定している骨折の場合

## ① 髄内釘固定（図4）

### 1. 概要
脛骨髄腔に金属製のロッド（髄内釘）を挿入して骨折部を固定します。骨折部の切開を行わずに固定することができます。

### 2. 手順
整復後に脛骨結節直上から髄腔のリーミングを行い、髄内釘を挿入します。横止めスクリュー固定を追加することで骨折部の回旋や短縮を防ぎ、強固に固定することができます。

### 3. ナースに知っておいてほしいポイント
単純な横骨折であれば、==術後早期から荷重をかけることができます。==

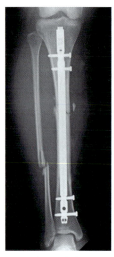

図4 ◆ 髄内釘固定のX線像

## ② 創外固定（図5）

### 1. 概要
開放骨折で創の汚染や挫滅が強い場合に行われる骨接合法です。

### 2. 手順
創部のデブリドマンを行った後に、骨折部を挟んだ近位と遠位の骨片それぞれにピンを刺入して、このピンをロッドで連結することで骨折部を固定します。

### 3. ナースに知っておいてほしいポイント
創部が治癒すれば==シャワー浴でピン刺入部の管理が可能==です[3]。ピン刺入部の感染が疑われた場合は抗菌薬投与を行います。

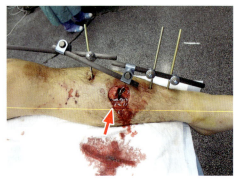

図5 ◆ 開放骨折に対する創外固定
開放創が骨折部と交通しています（→）。

## ③ プレート固定

### 1. 概要
関節近傍に骨折が及んでいるなどで、髄内釘固定が困難な場合に適応になります。

## 2. 手順

骨折部を整復後に金属製のプレートとスクリューで固定します。骨折部を切開せずに行う低侵襲な手術法も行われています。

## 3. ナースに知っておいてほしいポイント

軟部組織の薄い下腿部では、腫脹が強いときにプレート固定を行うと==創壊死・離開の危険がある==ため注意が必要です。術前に腫脹が引くようにRICEを行います。==皮膚にしわがみられるようになってから手術==を行います。

### ④ 徒手整復の後、保存治療

## 1. 概要

転位が少なく安定している骨折の場合、保存治療も可能です。

## 2. 手順

徒手整復後に長下肢ギプスシーネ固定またはギプス固定などの外固定を行います。外固定の原則は、受傷部位を挟んだ近位と遠位の2関節（膝と足関節）固定です。仮骨（かこつ）が形成され骨折部が安定したら、短下肢ギプス固定やPTB（patellar tendon bearing）装具（図6）へ移行します。

## 3. ナースに知っておいてほしいポイント

受傷後早期は患肢が腫脹するので、==ギプス障害、とくにコンパートメント症候群に注意==する必要があります。患肢の挙上と、疼痛の増悪やしびれ、運動障害、循環障害の発生時には来院を指示しておきます。

保存治療は手術による感染などの危険はありませんが、早期からの関節可動域訓練ができないため、==膝・足関節が拘縮してしまうおそれ==があります。

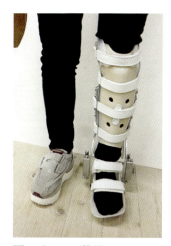

**図6 ◆ PTB装具**
膝蓋靱帯で体重を支えることで、下腿を免荷する装具です。

◆引用・参考文献

1) 糸満盛憲日本語版総編集. AO法骨折治療. 第2版. 東京, 医学書院, 2010, 752p.
2) 中村利孝ほか監修. 標準整形外科学. 第13版. 東京, 医学書院, 2017, 1056p.
3) Gordon, JE. et al. Pin site care during external fixation in children: results of a nihilistic approach. J Pediatr Orthop. 20(2), 2000, 163-5.

# 6 足関節の骨折

岡山労災病院 整形外科副部長 **依光正則**

## 病態

### 足関節の解剖

足関節は、脛骨と腓骨が形成するほぞ穴（mortise）に対して、ほぞ（tennon）である距骨がはまり込んだ構造をしています（図1a）。足関節が安定した運動を提供するためには、ほぞ穴がしっかりとしてぐらつかないことが重要になります。足関節の内側は内果（脛骨）、そして外側は外果（腓骨）で形成され、上方は天蓋といわれ、距骨と関節を形成しています。そして、脛骨と腓骨が靱帯によってしっかりとつなぎとめられることによってはじめて、ほぞ穴が安定していることになります。この靱帯構造としては、前下脛腓靱帯、後下脛腓靱帯、骨間靱帯があり、これらはまとめてシンデスモーシスとよばれます（図1b）。

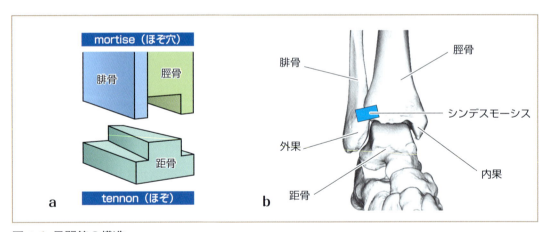

図1 ◆ 足関節の構造

### 骨折のタイプと受傷機転

足関節には2通りの骨折があります。
1つは足関節の果部といわれる関節の枠組みに生じる骨折、そしてもう1つは足関節の体重を支える部分（天蓋面）に生じる骨折です。これら2つのタイプの骨折の病態はまったく異なるものであり、当然治療方法も異なってきます。ここからは、前者を足関節果部

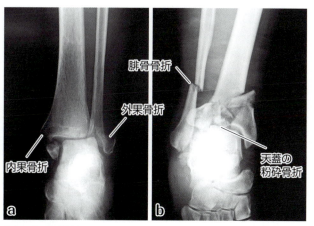

図2 ◆ 足関節果部骨折（a）と足関節天蓋骨折（b）

骨折（図2a）、後者を足関節天蓋骨折（図2b）とよんで説明していきます。

### 1. 足関節果部骨折

　足関節果部骨折は、足関節をひねることによって生じる骨折で、全骨折の10％程度を占めます。本骨折は2峰性の発生がみられ、若年者ではスポーツ外傷によるもの、そして高齢者では単純な転倒によるものなど、どちらも比較的低エネルギーの外傷によって生じます。ひねり方によっていろいろな型の骨折を生じます。

### 2. 足関節天蓋骨折

　足関節天蓋骨折は、高所からの転落などといった高エネルギー外傷によって、足関節の荷重面に軸圧がかかることで生じる骨折で、**ピロン骨折**ともよばれます。骨折の型は、足関節果部骨折と異なり、荷重面がつぶれてしまい、上方に転位します。関節面の粉砕および転位の程度によって治療方針が異なってきます。

## 症状と臨床所見

　病歴をしっかりと聴取することで、かかった外力の種類や大きさを推測できます。患者は足関節部の疼痛を訴え、多くの場合、強い腫れと変形がみられます（図3a）。病歴と患部の変形をみれば、多くの場合にどのような骨折が存在するか予測することができます。

　足関節果部骨折では、骨折部が大きくずれると関節は脱臼してしまいます。一方で、足関節天蓋骨折では、距骨が関節面を突き破って上方に転位することで短縮を生じ、骨幹端部の骨折のために角状変形を生じます。転位が大きい場合には開放骨折となり、緊急手術となる場合も少なくありません。また、開放骨折でなくでも、ずれた骨片が皮膚を圧迫して、時間の経過とともに皮膚が壊死してしまうことがあります。このため、脱臼や強い角状変形、そして短縮はできるだけ早く整復する必要があります。

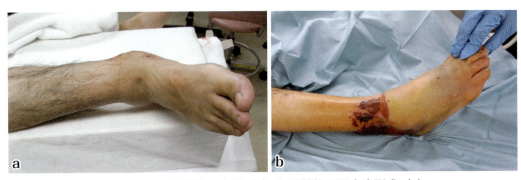

図3 ◆ 足関節果部骨折による足関節の変形（a）と足関節周囲水疱形成（b）

軟部組織に強いダメージが加わると水疱形成を生じ（図3b）、回復するまで手術が行えなくなる可能性があります。

## 診 断

診断には、X線前後像、側面像の2方向撮影が基本となります（図4a）が、より多くの情報を得るためには両斜位像を追加する必要があります。CTは、微細な骨折線や関節面の転位を鮮明に描出することができるため、とくに足関節天蓋骨折の診断においては必須となります（図4b）。

また、ずれが大きくないと思っても実際には不安定性が隠れていることもあるので、場合によってはストレス撮影を行います。また、腓骨の近位に骨折線が隠れていることもあるので、骨折の型によっては下腿を全長撮影する必要があります。

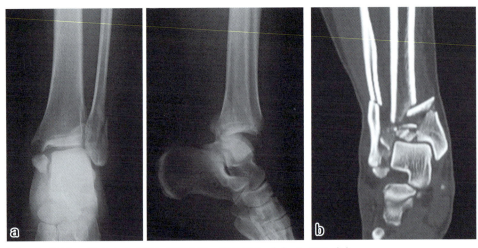

図4 ◆ 単純X線2方向撮影（前後像、側面像）（a）とCT（b）

# 治療

足関節骨折のような関節内骨折に対して不十分な治療をしてしまうと、あっという間に軟骨が摩耗して、==変形性関節症が進行してしまいます。==その結果、患者は痛くて歩くことができないという症状に悩まされてしまいます。

原則、関節内骨折に対しては、==もとどおりに整復したうえで、しっかりとした固定を行うこと==（解剖学的整復および強固な内固定）が必須となります。

## 初期治療

変形したままでは前述したように水疱形成をきたし、早期に手術治療が行えなくなる場合があります。足関節果部の脱臼に対しては、できるだけ早く整復して（図5a）、シーネ固定などで待機します（図5b）。一方、足関節天蓋骨折の多くは関節面の骨折と骨折部が短縮しており、シーネで整復を維持することはできません。このため、ずれの大きい足関節天蓋骨折ではできるだけ早く創外固定を行う必要があります（図5c）。

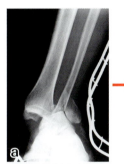
外果の骨折とともに距骨は外側に脱臼しています。

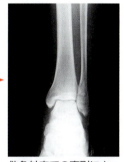
救急外来での牽引によって脱臼は整復されています。

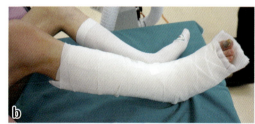
尖足にならないように注意し、また腓骨神経麻痺に注意します。

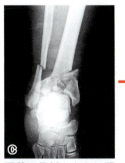
天蓋の骨折とともに距骨は近位に転位し、短縮しています。

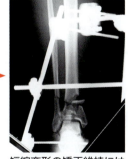
短縮変形の矯正維持には創外固定が必須です。

**図5 ◆ 足関節果部骨折と足関節天蓋骨折の初期治療**
a：足関節果部骨折の初期治療。脱臼整復は緊急に行います。
b：整復維持が保持できる場合にはシーネ固定を行います。
c：足関節天蓋骨折の初期治療。早期の矯正によって軟部組織の損傷を防ぎます。

## 最終的治療

### 1. 足関節果部骨折

　足関節果部骨折のなかでも、内果と外果の両方が折れているものを両果骨折とよび、それに加えて後果も折れている場合には三果骨折とよばれます。この両果骨折および三果骨折は不安定であることがほとんどであり、手術の適応となります。

◆ **足関節外果骨折**

　プレート固定がもっとも一般的です（図6）。

◆ **足関節内果骨折**

　直接、骨鉗子などで整復し、スクリュー固定を行います。骨片が小さい場合や、粉砕がある場合にはテンションバンド固定を行うこともあります（図7）。

◆ **足関節後果骨折**

　骨片が大きい場合には、スクリュー固定やプレート固定を行います（図8）。

◆ **シンデスモーシス損傷**

　脛骨と腓骨をつなぐ靭帯が切れてしまっている場合には、ほぞ穴の構造が不安定となるために、一時的に脛骨と腓骨を固定する必要があります（図9a）。

　スクリューによる固定が一般的です。近年ではスーチャーボタンを用いた固定も行われるようになってきています（図9b）。

### 2. 足関節天蓋骨折

◆ **プレート固定**

　ほとんどの症例で適応となります。

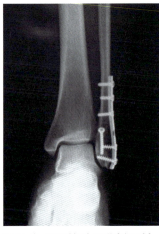

図6 ◆ 足関節外果骨折に対するプレート固定

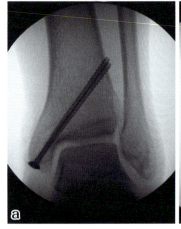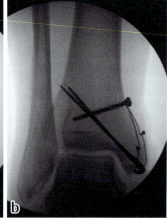

図7 ◆ 足関節内果骨折に対するスクリュー固定（a）とテンションバンド固定（b）

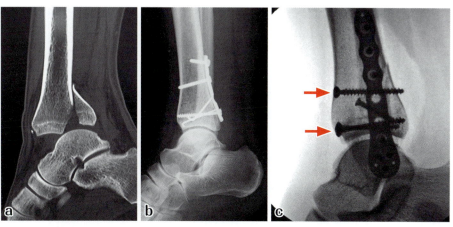

**図8 ◆ 足関節後果骨折に対するプレート固定とスクリュー固定**
a：転位を有する足関節後果骨折を認めます。距骨は後方に脱臼しています。
b：プレート固定。
c：スクリュー固定。

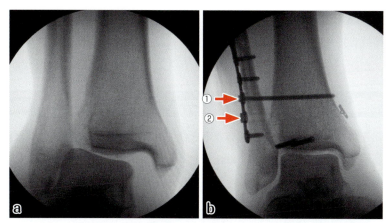

**図9 ◆ シンデスモーシス損傷に対するスクリュー固定とスーチャーボタン固定**
a：シンデスモーシス損傷。脛腓間の開大を認めます。
b：シンデスモーシスの固定損傷（①スクリュー固定、②スーチャーボタン）。

　まず、関節面を整復し、生じた骨欠損には骨移植を行います。そして、プレートは内側もしくは前外側に設置し、整復した関節面をスクリューで支えるように固定を行います（図10）。

◆ **髄内釘固定**

　関節面の転位が小さい症例においてのみ適応されます（図11a）。また皮下に大きなインプラントが挿入されないために、軟部組織に不安がある場合に使用することがあります（図11b）。

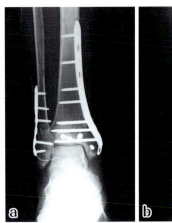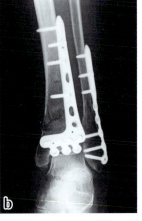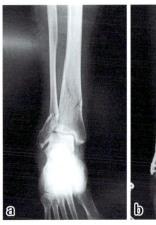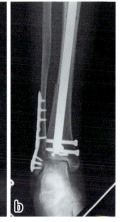

図10 ◆ 腓骨プレート固定および足関節天蓋のプレート固定
a：内側、b：前外側。

図11 ◆ 髄内釘固定
a：関節面の転位は軽度の足関節天蓋骨折。
b：髄内釘固定。

### ◆創外固定

　開放骨折や健常な軟部組織で骨折部が被覆できない場合には、インプラントの挿入はリスクが高いため、創外固定で治療を行わざるをえない場合があります。

## 保存治療

　転位のない骨折、およびほかの全身合併症のために手術が困難な場合にのみ、保存治療が適応となります。外果単独の骨折では、ストレス撮影によって三角靱帯損傷の有無を評価する必要がありますが、不安定性を認めない症例では保存治療が可能となります。

## 後療法

　大きな後果骨片を有する症例、シンデスモーシス損傷を有する症例以外では、足関節果部骨折においては早期荷重が可能となる場合があります。一方、足関節天蓋骨折は、関節荷重面の損傷があるために6週間の免荷を行い、12週程度で全荷重とする必要があります。

## まとめ

　足関節骨折は日常診療でよく目にする骨折です。2つの骨折の違いについて理解することで治療の流れがみえてくるでしょう。

# 7 足部の骨折

岡山労災病院 整形外科副部長 **依光正則**

## 距骨骨折

### 病　態

#### 距骨骨折とは

　**距骨骨折はきわめてまれな骨折**であり、読者の皆さんにとって、もっとも馴染みのない骨折の1つです。まず、「距骨はどこにあるのか？」ということから説明します。第4章6で述べたように、足関節の脛骨と腓骨から形成される"ほぞ穴（mortise）"にはまっている骨が、まさに距骨です。この**距骨が特殊な形状をしているおかげで、足関節はさまざまな方向に運動することができる**ため、とても重要な役割を担っている骨であることがわかります（図1）。

　距骨骨折は、1919年にAndersonらが報告のなかで、"aviator's astragalus"と称しており、aviatorは飛行士と訳され、astragalusは距骨を指します。これを直訳すると"飛行士の距骨"となります。一般的に高所から転落すると踵を骨折することが多いのですが、飛行機が墜落した場合に、飛行士は足をバーにかけた状態で墜落の衝撃を受けます。そうすると、踵より少し前に力が加わり、足関節が強制的に過背屈されるため、飛行士に距骨骨折が生じやすいといわれていました。

　距骨骨折は、全骨折のたったの1％にしか起こりません。しかしながら、さまざまな合併症を生じやすく、それによって痛みが残りやすいことから、とても厄介な骨折といわれています。なぜ厄介な骨折かということについて、距骨の解剖学的な特徴をもとに説明します。

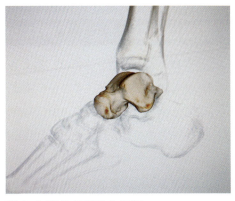

**図1　距骨の部位と形状**

## 距骨の解剖学的な形状

**距骨は表面の60％を関節軟骨によって覆われています。** そして、表面には軟部組織がほとんどついていません（関節包や筋腱、靱帯など）。骨を栄養する血管は軟部組織を通って骨に入るので、それが少ないということは、**血行が乏しい**といえます。

そして、距骨は図1に示すように特殊な形をしており、それぞれの面で関節を形成しています。上方には足関節がありますし、下方は踵骨との間に距骨下関節を形成しています。

参考までにいうと、距骨は tarsal sinus artery、tarsal canal artery、そして足背動脈のたった3つの血管からの血行によってのみ栄養されています（図2）。

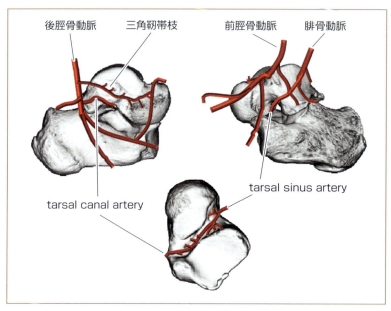

図2 ◆ 距骨の血行支配

## 距骨はどのようにして折れるのか

ほとんどの距骨骨折は、**高エネルギー外傷によって生じます。**「距骨骨折とは」の項目でも述べましたが、多くは足関節が過度に背屈されることによって生じます。背屈していくと距骨の頚部が脛骨前面に過度に打ちつけられ、同部位で骨折を生じます（図3、4a）。

一方で、高所転落などで足関節が背屈する力でなく、直接軸方向の外力が加わると、距骨は脛骨天蓋に打ちつけられるために、距骨体部に骨折を生じます（図4b）。ほかにも頭部や後方の突起部に骨折を生じることもあります。

距骨骨折でもっとも多いのは頚部骨折であり、50％以上といわれています。

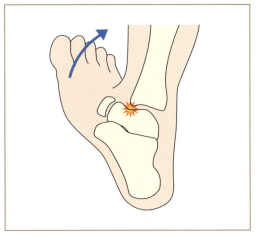

**図3 ◆ 距骨頚部骨折の起こり方**
足関節の過背屈によって脛骨前面と距骨頚部が衝突して骨折を生じます。

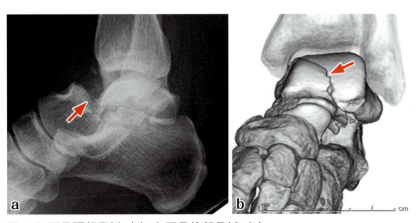

**図4 ◆ 距骨頚部骨折（a）と距骨体部骨折（b）**

## なぜ厄介な骨折なのか

　もっとも多くみられる距骨頚部骨折には、Hawkins（ホーキンス）分類というとても有名な分類があります。かかる力の大きさによって骨折の程度が変わってくるのは当然ですが、まず、もっともかかる力が小さかった場合、距骨頚部にずれのない骨折を生じます（Hawkins typeⅠ）。さらに力が加わってくると、骨折部にずれが起こります。前述したように、距骨は足関節と距骨下関節をつくる骨ですので、ずれていくと、おのおのの関節の適合が悪くなる、つまり脱臼してしまうことになります（Hawkins typeⅡ～Ⅳ）**（図5）**。

　距骨には栄養血行が乏しいと述べましたが、骨折がひどくなると血流障害が高率に生じてしまいます。このため、typeⅠでは0～13％、typeⅡで20～50％、typeⅢで75～

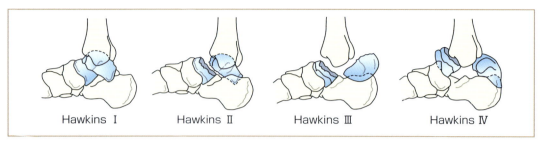

図5 ◆ Hawkins 分類

100%、そして type Ⅳ ではほぼ 100% に距骨体部の骨壊死が生じて、距骨がつぶれてしまいます。この高率に発生する骨壊死が、距骨が厄介な骨折といわれる原因となります。

# 治療

　距骨が骨折すると周囲の関節の適合性不良を生じるため、治療の目的は、もとどおりに整復して、しっかりとした固定を行うことになります。加えて、脱臼したままにしておくと骨壊死の危険性が高くなるため、できるだけ早く脱臼整復を行うことが重要です。

　脱臼を整復さえしていれば、最終的治療は緊急で行う必要はありません。なぜかというと、最終固定を緊急で行ったからといって、骨壊死の発生率を下げることができるという明確なエビデンスがないからです。しかしながら、いくらでも待ってよいと考えるのでなく、早くできる状態が整えば、できるだけ早期に固定するほうがよいと考えられています。

## 最終的治療

### 1. スクリュー固定

　多くの距骨骨折は整復ができれば、スクリューのみで固定可能です。

　スクリューは距骨頭部から挿入し、体部の後方にできるだけ長く挿入する必要があります。最低2本は挿入することが必須です（図6）。

### 2. プレート固定

　距骨頸部に粉砕がある場合には、スクリューのみの固定では整復位の保持ができず、ずれてくる

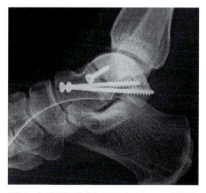

図6 ◆ 距骨骨折のスクリュー固定

ことがあります。このため、粉砕の強い症例ではプレートを用いた固定を行います。

## 後療法

　術後6週間の免荷を指示することが一般的です。術後6週のX線で、Hawkins sign（距骨軟骨下骨の骨吸収像）がみられた場合には、骨癒合が進行していると考えられます。全荷重の時期は12週程度としますが、壊死の発生に注意して慎重にX線経過をみる必要があります。

# 踵骨骨折

## 病　態

### 踵骨骨折とは

　踵骨骨折のほうが、読者の皆さんにとって馴染み深い骨折であろうと考えられます。踵がどこかわからない人はいませんよね。踵骨骨折は、足部の骨折のなかではもっとも多く発生するので、日常診療のなかでは比較的遭遇する機会が多い骨折です。

　踵骨骨折の多くは、生産年齢である若年者に起こります。そして、過去の報告では、成績不良例が頻発していました。踵骨骨折の治療成績は治療方法の進歩とともに改善されてきているとはいえ、仕事に復帰できない患者がいることも事実です。踵骨骨折の治療は複雑であり、多くの整形外科医にとってむずかしい骨折の1つです。

　踵骨骨折の75％は後距踵関節に骨折を有する関節内骨折（**図7a**）であり、そのほかに

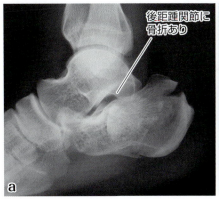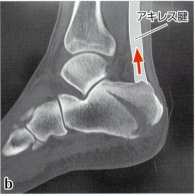

**図7** ◆ 踵骨関節内骨折（a）とアキレス腱の引っ張る力による結節剥離骨折（b）

は結節剥離骨折（図7b）などがあります。関節内骨折は後距踵関節に対する軸圧によって生じますが、結節剥離骨折は足関節の過度の背屈によるアキレス腱の引っ張る力で骨折が起こります。

## 踵骨の形状

　踵骨は足部においてもっとも長く大きな骨であり、その特殊な形は足のつちふまず（足部アーチ）の形を維持するのにとても重要です（図8）。足部アーチがくずれてしまうと、足をついたときに正常では接地しない部分が地面に当たって痛みを生じたり、創をつくってしまったりします（舟底様変形、図9）。

　また、踵骨は距骨および立方骨との間に3つの関節をつくっています。そのなかでも後距踵関節はもっとも大きな関節であり、後足部の運動と体重支持に重要な役割をもちます。踵骨は歩行時に最初に地面につく部分であるために、体重は直接、後距踵関節に伝わります。ここに変形を生じると荷重時に痛みを起こしやすく、歩行が困難になります。

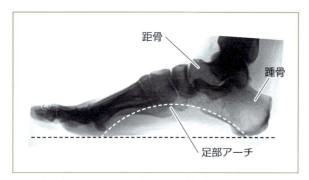

図8 ◆ 踵骨の形状と足部アーチ構造

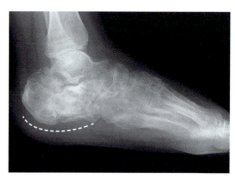

図9 ◆ 踵骨の舟底様変形

## 診　断

　踵骨骨折の診断は単純X線を用いて行いますが、撮影では少し特殊な方法を用います。全体像を評価するためには、側面像、軸写像が必要であり（図10a、b）、後距踵関節のずれを評価するためにAnthonsen撮影（足部に対し、後上方から斜めに照射する撮影法）が必要になります（図10c）。また、より詳細に骨折を評価するために、CTも必須です（図11）。

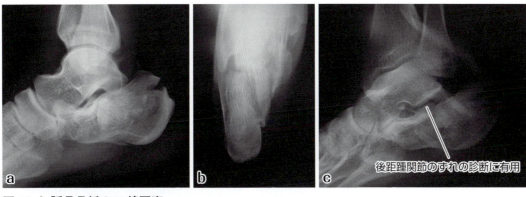

**図10 ◆ 踵骨骨折のX線写真**
a：側面像、b：軸写像、c：Anthonsen撮影。

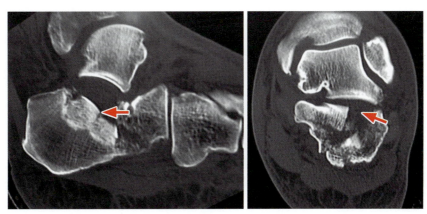

**図11 ◆ CT**
関節内骨折の転位の評価にきわめて有用です。

# 治　療

## 踵骨関節内骨折

　踵骨骨折の治療の目的は、前述したように足部アーチ構造を維持して、足底の正常な接地面をつくること、そして、体重支持に重要な後距踵関節を修復することです。

### 1. プレート固定

　骨折を整復した後に、側面からプレートを当てて固定します（図12）。踵骨の形に適合したプレートを用いる方法が一般的であり、整復した関節面の下支えと、全体の形状を維持することができます。

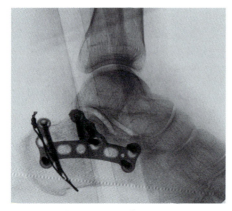

図12 ◆ 踵骨骨折のプレートを用いた固定

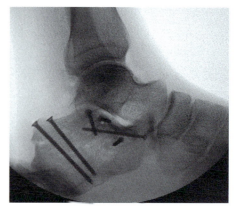

図13 ◆ 踵骨骨折のスクリューによる固定

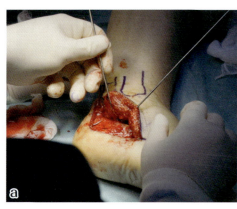

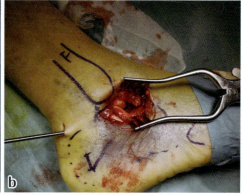

図14 ◆ 踵骨骨折に対する2つのアプローチ
a：拡大L字アプローチ。
b：小侵襲アプローチ（sinus tarsi approach）。

## 2. スクリュー固定

　関節面を整復し、スクリューで固定します。その後、後方から別のスクリューによってそれぞれの骨片を固定することで踵骨全体の形を維持します（図13）。踵骨の形状および骨質の特徴を理解し、効果的な固定が行える部位にスクリューを挿入する必要があります。

## 3. 2つのアプローチ

　踵骨骨折に対しては、2つのアプローチを用いて手術治療を行うことができます。

### ◆ 拡大L字アプローチ

　標準的なアプローチ方法です。図14aのように踵骨外側面を完全に展開して、直視下に踵骨の全体の形状を修復します。切開が大きくなることと、皮膚血流の悪い部分を切開する必要があるために、術後皮膚壊死を起こす可能性があります。このため、手術を行う

時期には注意が必要で、多くの場合で1週間以上待機する必要があります。

◆ **小侵襲アプローチ（sinus tarsi approach：足根洞アプローチ）**

図14bのように小さな皮膚切開から関節面のみ直視下に整復を行う方法です。より技術的にむずかしくなりますが、皮膚壊死の危険性は低く、早期から安全に手術を行うことが可能です。

## 踵骨結節骨折

踵骨結節骨折はアキレス腱の引っ張る力によって生じる骨折です。関節面の不整や接地面の不良などを生じる危険性はありません。問題となるのは、転位した骨片が踵の皮膚を圧迫して壊死する場合があることです。このため、転位の大きい本骨折は緊急手術の適応となります。

### 1. スクリュー固定

骨折部を整復し、圧迫スクリュー固定を行います。アキレス腱の引っ張る力によって再転位してしまう可能性があるため、術後はギプスなどの外固定が必要となります。

### 2. ワイヤー固定

足底部にソフトワイヤーをかけてアキレス腱の引っ張る力に抵抗するべく骨片を締めて固定します。骨質の不良な高齢者では追加は必須と考えており、術後外固定期間の短縮も可能となります。

## 後療法

術後4～6週間の免荷を指示することが一般的です。全荷重の時期は6～10週とさまざまです。

## まとめ

足部骨折は頻度が少ないため、目にすることが少ない骨折ですが、直接に地面について体を支える部位の骨折であるために、正確に治療が行われないと重度の機能障害を起こします。

# 8 下肢の骨折後のケア

近森病院 整形外科部長 **西井幸信**
同　　　6B 病棟　**中岡久与**
同　　　6B 病棟　**坂口あゆみ**

## ADL に対するケア

日常生活動作（activities of daily living：ADL）の動作（起居動作、移動動作、食事動作、更衣動作、整容動作、トイレ動作、入浴動作、コミュニケーション）のうち、下肢の骨折後に援助が必要となる動作として**とくに注意を要するものは起居動作、移動動作、更衣動作、トイレ動作、入浴動作**ですが、患者自身で行ってよい動作、患者自身で行ってはならない動作を医師に確認して、患者自身で行ってはならない動作については介助を行います。その際、どの部分が不自由で介助を要するかのアセスメントが必要です。ギプス固定などが行われていてベッドから離床できる状態であるか、牽引などをされていてベッドから離床できない状態であるかによって介助の内容が大きく異なります。

通常、ベッドから離床できる場合でも患肢は非荷重であることが多く、移乗時に患肢を保持して移乗動作の介助を行います（図1）。トイレ、シャワー浴の介助についてもアセスメントが必要です。ベッド上で牽引を行っている場合は更衣、入浴動作が困難であり、介助を要します。通常は牽引装置を外して患側を牽引しながら保持して健側を下にして背部の清拭、更衣を行います。

## 症状に対するケア

下肢の骨折後の患者では治療の過程においてギプス固定、ギプスシーネ固定、直達牽引（図2、3）・介達牽引、創外固定などが行われ、一定の期間、一定の肢位・体位の保持が必要となります。そのため、固定や臥床に起因するさまざまな合併症を予防しなければなりません。その際、**看護のポイントとして、疼痛、出血、神経麻痺、循環障害・コンパートメント症候群、深部静脈血栓症（deep vein thrombosis：DVT）、褥瘡、感染の観察**があります。

### 1. 疼痛

疼痛の性質、種類、起こり方、持続様式は多様ですが、肢位や体位の補正で軽減するものから、鎮痛薬を要するものまでさまざまです。アセスメントとしては疼痛の部位、性質、程度を確認すること、疼痛の発生時期と状態を確認すること、疼痛の原因（体位の確認、ギプスや包帯の締めすぎの有無）を確認することです。

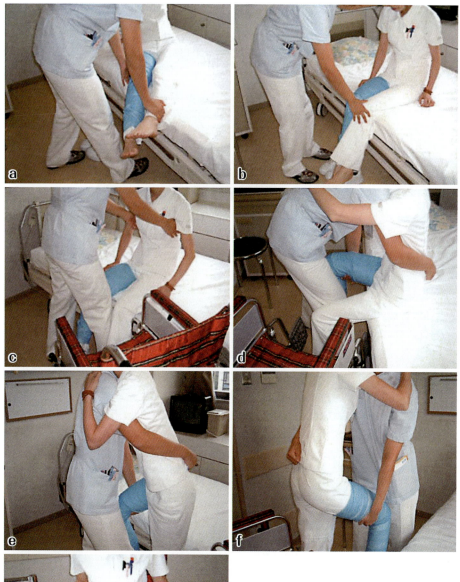
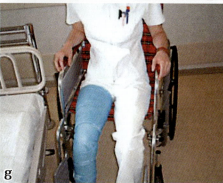

**図1 ◆ 移乗動作の介助（青い側が患肢）**
a：ゆっくりと脚を下げます。
b：ベッドの端に脚を下げて、端座位の姿勢をとります。
c：患者の脚を介助者の脚の間に入れます。
d：患側の脚を床につけないように持ち上げます。
e：患者は患側の脚を上げたまま立ちます。
f：健側の脚を軸にしてゆっくりと回転します。
g：ゆっくりと座ります。

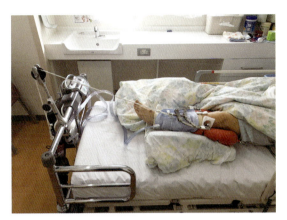

図2 ◆ 下肢の直達牽引（外観）

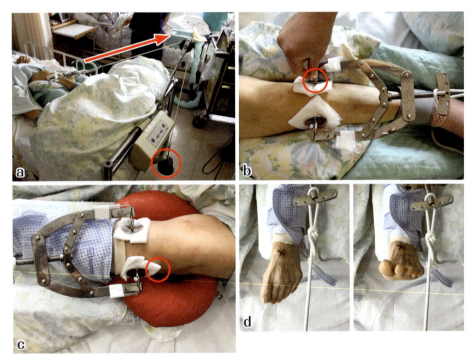

図3 ◆ 牽引中の注意点
a：牽引方向が真っすぐか（→）、重りが床についていないか（○）を確認します。
b：馬蹄のワイヤー固定ネジのゆるみがないことを確認します。
c：円座を使用して腓骨頭部を除圧します（○）。
d：足趾・足関節の自動底背屈を確認します。

## 2. 出血

　開放骨折後の入院時や手術による出血が著しい場合には、全身状態の観察が重要です。
アセスメントとしては頻脈、浅い呼吸、血圧低下、顔面蒼白、チアノーゼの有無、ドレー

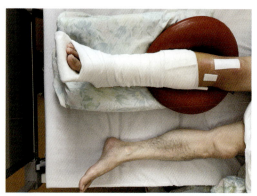

**図4 ◆ ギプスシーネ固定中の注意点**
患肢を架台に乗せて挙上し、円座を使用して腓骨頭部を除圧します。

ンが留置されている場合はドレーンの排液量もチェックします。

### 3. 神経麻痺

　腓骨神経麻痺は膝周囲の骨折では受傷とともに生じることがありますが、下肢のギプス固定中、牽引中にも架台で腓骨頭が圧迫されて生じることがあるため注意を要します。とくに高齢者、やせた患者では要注意です。アセスメントとしては腓骨神経支配領域の運動障害・知覚異常の有無、具体的には足趾および足関節の自動背屈が可能かどうかをチェックします（図3c、d）。ギプスや架台で腓骨頭部が圧迫されていないかどうか、下肢が外旋位になっていないかどうかをチェックして、看護目標としては腓骨頭部の観察を十分に行い、異常を早期に発見します。麻痺の有無や程度を明らかにして原因を除去します。腓骨頭部の圧迫を避けるために円座を使用します（図3c、図4）。

### 4. 循環障害・下腿コンパートメント症候群

　上肢と同様に、下肢においても循環障害に対する観察は重要であり、足背動脈や後脛骨動脈の拍動をチェックします。さらに、膝周囲や下腿の骨折では骨折部からの出血などによって筋肉を取り囲む区画（コンパートメント）内の圧が高くなり、筋肉を栄養する血管が圧迫されて下腿コンパートメント症候群をきたすことがあります。下腿コンパートメント症候群を放置すると筋肉が阻血になり、壊死して阻血性拘縮に至ります。そうならないためには、前腕コンパートメント症候群と同様に緊急筋膜切開が必要となります。アセスメントとしては、増悪する疼痛、知覚障害の有無、足趾の自動底背屈が可能かどうか、足趾の他動背屈時痛の有無がありますが、とくに激しく疼痛を訴える場合は要注意です（図5）。

### 5. DVT

　下肢骨折後は同一肢位の維持、長期間の臥床とともに下肢のDVTをきたしやすい状況

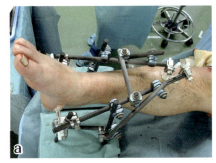
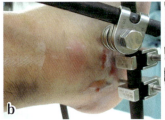
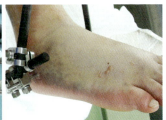
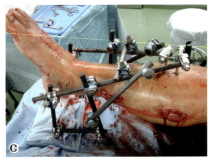

**図5 ◆ 下腿コンパートメント症候群**
a：足関節粉砕骨折に対して緊急創外固定を施行しました。
b：受傷後23時間で水疱形成、激しい疼痛出現、足趾の自動背屈困難、足趾の他動運動で激痛がありました。
c：受傷後26時間で緊急筋膜切開を施行しました。

であるため、注意が必要です。静脈血栓は静脈血のうっ血が原因で血栓を生じますが、下肢の場合は固定や牽引で運動が制限されるだけでなく、腓腹部や膝窩部が圧迫されることなどが原因になりえます。アセスメントとしては、急性の疼痛の有無、下肢の腫脹の有無などのチェックが必要ですが、予防としてフットポンプの装着や足趾・足部の自動運動を積極的に行うように指導することが、ケアとして重要です。早期発見のためにはSpO$_2$の低下やDダイマーの上昇に注意します。

## 6. 褥瘡

　牽引を行っている場合は患者自身による体位変換が困難であるため、とくに褥瘡を起こさないための注意が必要です。仙骨部、踵部、足関節外果部は好発部位であり、アセスメントとして同部の観察は重要です。褥瘡発生好発部位の痛み、発赤の有無を確認します。発生予防対策として、定期的な体位変換を行うこと、踵部などの除圧を行う必要があり、自力での体位変換が無理な場合は2時間ごとに看護師で体位変換や介助補助手袋を着用したポジショニングで除圧を行います。また、ギプスシーネ固定、ニーブレスなどの外固定や、DVT予防のためのフットポンプによる圧迫によって褥瘡が発生することがあり、それらの装着状態や中の皮膚の状態を確認します。ただし、状態によってはシーネ固定を外して中の皮膚を確認するのは医師のみで、看護師で行う許可が出ない場合があるため、事前に確認が必要です。

　シーネ固定時は、ストッキネットでシーネを覆い、骨の突出部に当たって圧迫する場合

は、その部位にブルーラップを適宜当ててクッションになるように対応します。ニーブレス装着時にも直接ニーブレスが肌を圧迫しないように、ストッキネットやズボンの上から固定します。フットポンプも同様にブルーラップを用いて、直接肌を圧迫するのを防ぎます。

## 7. 感染

下肢の骨折の手術治療では金属材料などを用いて体内に固定するため、感染の防止には十分な注意が必要です。創処置などでは無菌的操作を厳守し、清潔を保持することが重要です。とくに下腿は骨折全体のなかでも開放骨折となることが多い部位であり、開放創に対して緊急で洗浄、デブリドマンが施行されます。創部の感染のみならず、深部感染を起こさないように注意する必要があります。アセスメントとして、局所の熱感・腫脹、開放創がある場合は創部からの浸出液の有無、疼痛の有無、発熱、全身状態についてもチェックします。直達牽引や創外固定が施行されている場合には、ピン刺入部周囲の感染にも注意が必要であり、刺入部周囲の発赤、浸出液の有無を観察します。

## 下肢の良肢位と床上訓練

下肢の骨折後の患者に対してケアを行う際には、肢位に関する知識が必要です。基本肢位は関節を伸ばして静止・直立したときの肢位であり、股関節、膝関節、足関節ともに0°です。良肢位は日常生活を送るうえで苦痛が少なく、仮に関節がその位置で動かなくなったとしても ADL に及ぼす影響がもっとも少ない肢位です。良肢位は年齢、性別、職業、生活様式によっても異なりますが、下肢ではほぼ「休め」の姿勢が基本であり、股関節は 15 〜 30° 屈曲、0 〜 10° 外旋、0 〜 10° 外旋位です。膝関節は 10° 屈曲、足関節は底屈・背屈 0° です。

床上安静中でも患部以外は運動が可能です。廃用を起こさないためにも床上での運動は有用であり、医師の指示によって理学療法士が行いますが、看護師も患部に影響のない範囲で指導を行います。各疾患によって異なりますが、おもなものは大腿四頭筋の等尺性収縮運動（膝の裏をベッドに押しつけるようにして膝を伸展するように大腿四頭筋に力を入れる運動）、足趾および足関節の自動底背屈運動があります。

## 術前ケア

術前ケアとしては、術前オリエンテーション、手術室入室までのスケジュール、手術時間、術後の予定について患者に説明するとともに、患者および家族の手術に対する理解、期待、不安の有無を評価する必要があります。そのためにも予定術式、使用する固定材料、麻酔方法（全身麻酔、腰椎麻酔、神経ブロックなど）、輸血の可能性などについて理解しておくことが重要です。

手術までの間に合併症を生じていないかどうかを確認するとともに、高齢者の手術では、糖尿病や心疾患、肺疾患、片麻痺などの合併症が多いため、既往歴や服用中の内服の確認が重要です。糖尿病がある場合は術前の内服状況、インスリン使用の有無、血糖コントロールについて確認します。抗凝固薬服用中の患者では、術中の出血を最小限にとどめるために、服用を中止することもあるため、薬剤部と協力して服薬の指導を行います。

## 術後ケア

　術後ケアとしては、呼吸状態、循環状態の確認を行い、「症状に対するケア」の項目にあるように、疼痛、出血、神経麻痺、循環障害・コンパートメント症候群、DVT、褥瘡、感染を中心に評価を行います。安静度の確認を行い、それぞれの安静度に応じてできるだけ早期離床を促し、疼痛を評価しながら、呼吸器合併症や尿路感染症、廃用を予防します。禁忌肢位や免荷、運動制限がある場合は患者に説明するとともに介助を行います。高齢者や認知症患者では、離床後の転倒予防にも注意が必要です。

### 1. 大腿骨頚部骨折

　人工骨頭置換術の場合は再脱臼の可能性があるため、外転枕を使用します。その際、腓骨頭部を圧迫して腓骨神経麻痺を起こさないように注意します。また、禁忌肢位を患者に説明するとともに、移乗動作などを介助する際には外転枕を使用して禁忌肢位にならないようにします（図6）。

### 2. 大腿骨転子部骨折

　大腿骨頚部骨折とともに高齢者に多い骨折であるため、手術待機期間中の合併症の発生に注意します。多くの既往症を有している場合もあり、既往症に対する治療、ケアも必要となります。大腿骨頚部骨折と同様に、高齢者では容易に廃用をきたすため、術前のADLについて家族から情報収集するとともに、できるかぎり早期離床できるようにケアを行う必要があります[1]。

### 3. 大腿骨骨幹部骨折

　若年者が交通事故、労災事故、高所からの転落などの高エネルギー外傷によって起こ

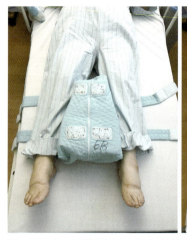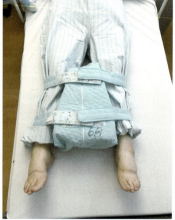

図6 ◆ 人工骨頭術後の外転枕使用

る場合が多いですが、最近では骨粗鬆症のある高齢者が転倒などによる低エネルギー外傷で起こるケースが増えています。骨折による**大量出血が特徴**であり、**手術までの待機期間中に DVT をきたすリスクが高い**です。待機期間中の体位変換、更衣、排泄などの介助が必要となります。

## 4. 膝関節の骨折（大腿骨遠位部、膝蓋骨、脛骨プラトー）

膝窩部には下肢を栄養する膝窩動脈が走行しており、膝周囲の骨折では**膝窩動脈が圧迫を受ける**ことがあるため、**下腿から足部の循環状態をチェック**する必要があります。足背動脈、後脛骨動脈の拍動を確認するとともに、足部や下腿の蒼白の有無、疼痛の変化にも注意が必要です。骨折部の安静を保つためにギプス、ギプスシーネ、ニーブレスなどで固定していることが多く、固定によって循環障害がないかを確認します。

## 5. 脛骨骨幹部骨折

下腿は大腿と比べて脛骨の前方、内側、腓骨外側などは皮下に直接骨を触知する部位があり、**骨折による皮膚のダメージが強く、腫脹、水疱形成をきたす**ことがあります。とくに下腿の近位骨幹部骨折や骨折の範囲が広範囲に及ぶ場合には**下腿コンパートメント症候群をきたす可能性が高い**ので、その点に注意してケアを行います。

## 6. 足関節の骨折（果部、脛骨天蓋）

下腿と同様に軟部組織が薄く、骨折部の転位が著しい場合はとくに**軟部組織のダメージが大きい**場合が多く、**二期的手術が行われる**ことが多いです。初療として創外固定あるいはギプスシーネ固定が行われ、腫脹が軽減して軟部組織の状態が改善してから骨折に対する手術が行われます。**手術の待機期間が長くなる**ため、その間は合併症を起こさないように看護ケアを行う必要があります。

## 7. 足部の骨折（距骨、踵骨）

足部の骨折においても、足部にある筋区画内の圧が高くなって**足部コンパートメント症候群**をきたす可能性があるため、下腿の場合と同様に注意します。

---

◆引用・参考文献

1）日本整形外科学会，日本骨折治療学会監. 大腿骨頚部／転子部骨折診療ガイドライン. 改訂第 2 版. 東京, 南江堂, 2011, 222p.

# 9 下肢の骨折後のリハビリテーション

総合大雄会病院 整形外科臨床副院長 **唐澤善幸**

## 下肢機能の重要性

　人間の特徴といえば、2本足で体を起こして歩けることではないでしょうか。われわれが人間らしく生活するためには、下肢機能は非常に重要です。下肢機能の障害は動く機会を減らし、廃用や寝たきりに直結します。できるだけ障害のある期間を短くし、もとの生活に戻す必要があります。そのためには骨癒合はもちろん大切ですが、それを動かす筋肉や関節の機能も併せて治療していく必要があります。

### 1. 下肢のリハビリテーションに共通する事項

　浮腫、腫脹を防ぐために患肢を挙上し、可能であれば術前から足関節の自動運動を開始し、術後もすみやかに再開します（図1）。

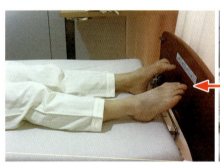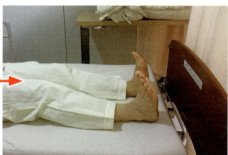

**図1 ◆ 足関節の自動運動**
できるかぎり大きく底背屈します。

## 荷重制限ってどうやって決まるの？

　骨折術後患者を担当した多くの看護師を困惑させているのは、部分荷重や免荷の期間が症例によって違うことではないでしょうか？　人工関節置換術などが比較的予定どおりにすすむのに対して、骨折術後にはさまざまなパターンがあります。

## 手術法による違いを知ろう！

　免荷期間を左右するおもな要素として、手術方法による違いを表1に示します。長管骨

表1 ◆ 手術による荷重開始時期の違い

| 手術方法 | 骨折型 | 荷重時期 |
|---|---|---|
| 髄内釘固定 | 安定型骨折 | 早期 |
|  | 不安定型骨折 | 仮骨出現後 |
| プレート固定 | — | 遅め |
| 人工骨頭挿入術 | — | 早期 |
| 創外固定（一般） | — | 仮骨出現後 |
| リング型創外固定 | — | 比較的早期 |

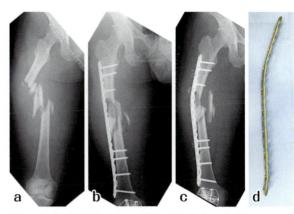

図2 ◆ 荷重制限が守れず再手術となった例
多発外傷の23歳、男性（a）。髄腔が狭くプレート固定（b）をしましたが、安静度が守れず1週間でプレートが曲がり（c、d）再手術となりました。

骨折のゴールデンスタンダードは髄内釘固定です。髄内釘は骨の中を通るため荷重にもっとも強いですが、粉砕骨折のような主骨片同士が接していない場合や、荷重によって骨折線に剪断力がはたらくような長い斜骨折では、横止めスクリューの負荷が大きすぎてゆるんだり折損したりする可能性があります。

プレート固定や一般的な創外固定は偏心性の固定になります。骨折

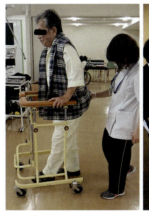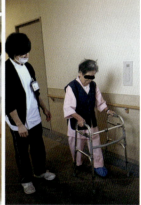

図3 ◆ 歩行訓練のようす
荷重量、運動能力によって補助具も変わります。

部にうまく圧迫力がはたらいていればよいですが、多くの場合は過負荷によって、スクリューやピンがゆるむと固定性が損なわれてしまいます（図2）。ただし、安静にしすぎる必要はないので、筋力訓練、荷重訓練は積極的に行わせます（図3）。

## 骨折型を知ろう

<mark>X線写真を見る習慣をつけましょう。</mark>どんな折れ方か、どんな固定がしてあるか、病名だけではわからなかった"隠れた秘密"が明らかになるでしょう。

一方いったん開始した荷重を減らす必要がある場合があります。ゆるみや除痛を図っているにもかかわらず痛みが強すぎる場合、絶対的安定性で固定したにもかかわらず仮骨が現れた場合などです。逆に相対的安定性で仮骨を期待しているにもかかわらず仮骨が現れ

ない場合は負荷が少なすぎることもあります（第1章2にあるように、相対的安定性には骨折部のわずかな動きが必要なため）。

## 骨折部位による違いを知ろう

骨折部位によっても荷重開始時期は違います。脛骨近位端骨折や脛骨遠位のピロン骨折のような関節面陥没骨折の場合、早期荷重はせっかく戻した関節面が潰れるおそれがあります。

荷重まで6〜8週間を必要とすることが多いです。患者側の要因として麻痺や意識レベルに問題があると、部分荷重ができなかったり、通常の全荷重以上の衝撃を与えたりすることがあるので、骨癒合が進行するまで荷重制限を行うことがあります。骨質があまりに悪い場合は、骨が金属に負けてしまうこともあるので荷重を制限することがあります。この脆さは術中に術者が手応えでわかっているので、尋ねてみるのもよいでしょう。

## 安全にリハビリを行うために

看護師も積極的に離床を促します。しかし、安全の確保が最重要です。ナースコールが鳴ったとき、つねに担当看護師が行けるわけではありません。患者の安静度が一目でわかるようにベッドサイドにも表示します（図4）。リハビリテーション（以下、リハビリ）スタッフとつねに連携をとり、安全に行える範囲を確認しておきましょう。

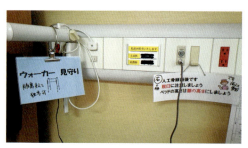

図4 ◆ 患者の安静度の表示

## 筋力訓練：等尺性運動と等張性運動

等尺性運動とは、関節を動かさないで筋肉のみ自動的に収縮させる運動です。血圧の上昇に注意が必要です。等張性運動とは、関節運動をともなう筋肉の自動的収縮です。どちらも呼吸を止めないように指導します。筋力訓練はベッド上で気軽にできるので、患者自身で習慣になるようにこまめに指導します。とくに高齢者には大腿部の筋肉が重要です（5章4、p191参照）。

各運動を5〜10秒×10回程度を3クール/日ほど実施しましょう（図5）。運動の原則にしたがい負荷を強めていくことも大切です。術後すぐは痛みもあり、運動が困難です。しかし、その時期でも等尺性運動を促す必要があります。筋力維持だけでなく、静脈還流の促進によって組織の早期修復も図れます。

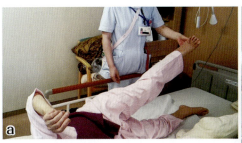
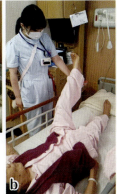
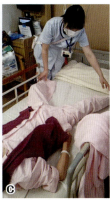

図5 ◆ 下肢外傷での基本的な筋力訓練
a：股関節外転。
b：股関節屈曲。
c：外転、内転訓練。

## 可動域訓練

　ADL（activities of daily living：日常生活動作）改善には関節機能の回復が重要です。軟骨は関節液で栄養されているので、無動は関節にとってよくありません。

### ◆ 自動運動

　患者自身の筋力で行います。関節拘縮の予防・筋力の維持や増強効果があります。

### ◆ 自動介助運動

　筋力低下や痛み、拘縮によって可動域訓練が行えない場合に手助けします。過度な負荷は他動運動になってしまうので注意が必要です。

### ◆ 他動運動

　患者の力を用いず関節の運動を行います。持続的他動運動（continuous passive motion：CPM）を用いて行うこともできます。痛みを生じないよう注意します。過度な負荷は筋肉の緊張が強くなり十分な効果が得られないだけでなく、患者のリハビリへの意欲低下や局所の腫脹、損傷などによる拘縮につながる可能性があります。痛みを恐れる患者に対しては、サスペンションを組んで自分で加減しながらリハビリを行わせると有用な場合があります（図6）。

## 大腿骨頚部骨折

　大腿骨頚部骨折は一般的に大腿骨転子部骨折より骨折部の出血が少ないです。不安定型大腿骨頚部骨折で人工骨頭置換術あるいは人工股関節全置換術（THA）が決定している場合、転位しても問題ないので手術までの待機期間は床上安静の必要はありません。疼痛が許容できる範囲であれば車椅子離床などを許可します。認知面の問題がなければ歩行器で移動可能な場合もあります。安定型で骨接合術が予定されている場合は、転位しないよ

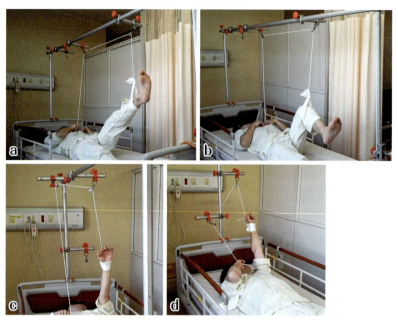

**図6 ◆ サスペンション訓練**
a：股関節、b：膝関節、c：肩関節（浅い角度）、d：肩関節（深い角度）。
滑車の位置でいろいろな訓練が行えます。自分で痛みを調節しながら行えます。

---

用 語 解 説

## CPM

　関節を他動的に動かすことができます。速度、角度の調節が可能です。可動域改善だけでなく関節軟骨の修復や深部静脈血栓症予防としても行われます。膝のCPMがもっとも有名ですが、肩や肘関節用の器械もあります。個人の設定がすぐにわかるように表に記載しておくと、すみやかに設置することができます（図7）。

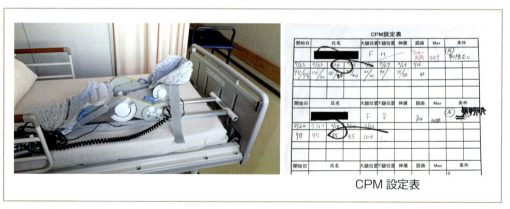

図7 ◆ CPM

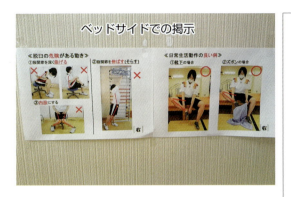
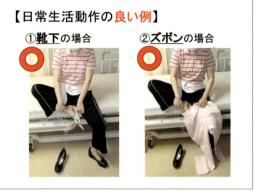
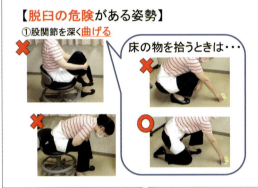
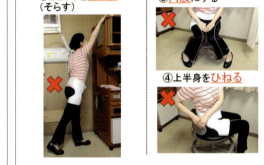

**図8 ◆ 患者指導用パンフレットの例**
ベッドサイドでふだんから目につくようにします。

うに荷重は制限し、床上リハビリを行います。

### 1. 人工骨頭置換あるいはTHA術後のリハビリ

　人工骨頭置換あるいはTHAは骨癒合を待つ必要がありません。通常は翌日から全荷重が許可されます。脱臼に注意して行う必要があります。日常生活でも脱臼肢位をとらないように繰り返し教育する必要があります。患者自身の目にとまりやすいベッドサイドに注意点を貼っておきます（図8）。

## 大腿骨転子部骨折

　大腿骨転子部骨折は、骨折部からの出血が比較的多いこと、骨片が周囲の筋肉を損傷することなどから、大腿部の腫脹や疼痛が強めです。状況によって離床がすすまないこともありますが、床上での筋力訓練は積極的に行わせ、筋力の維持と腫脹、浮腫の軽減を図るとともに深部静脈血栓症を予防します。横骨折や逆斜骨折では、荷重によって骨折部に不利な力がかかる場合があり、荷重を制限することがあります。

## 大腿骨遠位部骨折

　大腿骨遠位部骨折は、関節内骨折の有無でも変わりますが一般的に荷重が制限されます。プレート固定した場合、プレートと反対側にかかる力が大きすぎて骨が吸収されてしまう場合があるので注意が必要です。膝から挿入する逆行性髄内釘の場合も、横止めスクリューが軟らかい海綿骨に入っているので、スクリューがゆるまないように荷重を遅らせます。しかし、膝関節の機能が失われないように可動域訓練と筋力訓練はしっかり行います。膝の伸筋群が骨と癒着すると可動域制限が出るので、術後4日ほど、膝屈曲90°の肢位で固定する場合もあります。

# 第 5 章

# 脊椎の骨折

1 脊椎損傷（外力による脊椎の骨折や脱臼）……………………… 178
2 脊椎椎体骨折（脊椎圧迫骨折）………………………………… 184
3 脊椎の骨折後のケア …………………………………………… 187
4 脊椎の骨折後のリハビリテーション ………………………… 191

# 1 脊椎損傷（外力による脊椎の骨折や脱臼）

川崎医科大学 整形外科臨床助教 **内野和也**
同　　　 整形外科副部長 **中西一夫**

## 病　態

　脊椎損傷は、交通事故や転落・墜落外傷など比較的高エネルギー外傷でよく起こると思われがちですが、近年では<mark>高齢者の転倒など軽微な低エネルギー外傷によるものが増えてきています。</mark>

　また脊椎損傷は、①脊椎（骨のみ）の損傷、②脊髄（神経のみ）の損傷、③脊椎・脊髄ともに損傷の3パターンに分けられます。

### 1. 脊椎の損傷（骨折）

　<mark>代表的なのは破裂骨折や圧迫骨折</mark>といわれるもので、損傷のパターンは多岐にわたります。圧迫骨折に関しては第5章2（p184）を参考にしてください。

　破裂骨折とは、椎体の前柱とともに中央柱も損傷を認める骨折です。椎体後壁が破壊されると骨片が脊柱管方向に突出し、脊髄を圧迫すると神経障害の危険が高くなります。骨折椎体の不安定性（ぐらぐらして支えになっていないもの）や、圧潰の度合いによって治療方針が変わってきます。

### 2. 脊髄の損傷（脊損）

　脊髄に損傷が加わった場合、神経症状が生じます。頚髄損傷であれば四肢麻痺や呼吸器障害など、胸髄・腰髄損傷であれば下肢麻痺などが生じます。損傷するレベルによって症状が異なり、軽いものであれば知覚障害（しびれや知覚鈍磨）のみの場合や、重症になれば運動障害で歩行困難となり車椅子が必要になるケースや寝たきりになる場合もあります。

### 3. 脊椎・脊髄ともに損傷

　脊髄損傷の大部分は、脊椎の損傷が加わってきます。

## 症　状

　骨折をともなうものが大部分を占めるので、もちろん疼痛をともなうことが多いです。先にも述べましたが、脊髄の損傷レベルによって症状がかわってきます（**表1**）[1]。

　環軸後頭関節脱臼、環椎骨折、軸椎骨折などの上位頚椎損傷では、四肢麻痺やとくに気を付けなければならないのが呼吸障害です。場合によっては人工呼吸器が取り外せない

**表1 ◆ 脊髄損傷の運動レベルと日常生活動作（ADL）**

| 運動レベル | おもな機能残存筋 | 移動能力の目安 | 生活活動の目安 |
|---|---|---|---|
| C3以上 | • 顔面表情筋<br>• 舌筋<br>• 胸鎖乳突筋<br>• 僧帽筋 | • 舌や顎、頚椎の運動でコントロールする電動車椅子 | • 気管切開での人工呼吸器管理<br>• 顔面表情筋などを利用した筋電コントロールによる環境制御装置の利用<br>• 口に棒を加えてのパソコン操作 |
| C4 | • 横隔膜<br>• 僧帽筋<br>• 肩甲挙筋 | • 舌や顎、頚椎の運動でコントロールする電動車椅子 | • 自力呼吸が可能<br>• 呼気を利用した環境制御装置の利用 |
| C5 | • 三角筋<br>• 上腕二頭筋 | • 手掌型ジョイスティックコントローラーの電動車椅子操作可<br>• 上腕二頭筋が利用できれば、ノブ付き手導車椅子操作可 | • 自助具を利用して食事、整容動作、書字、パソコン操作が可能 |
| C6 | • 橈側手根伸筋<br>• 回内筋 | • ベッドと車椅子の移乗、普通車椅子可（上腕二頭筋駆動）、障害者用自動車運転が可能。補助具を利用しての自動車への移乗可 | • 自助具を利用してADL自立可能となり得る<br>• 床上動作の多くが可能。整容動作の多くが可。自力にて上衣の更衣動作可。シャワー浴可。棒またはひもを引き寄せる形での殿部挙上が可。自己導尿可<br>• 障害者用家屋に改造すれば、自宅生活が自立可能になり得る |
| C7 | • 上腕三頭筋<br>• 指伸筋 | • ベッドと車椅子の移乗、普通車椅子可（上腕三頭筋駆動）、障害者用自動車運転が可能。補助具を利用しての自動車への移乗可<br>• 梯子ひもを利用しての起座可 | • 日常生活全般は一部介助〜ほぼ自立<br>• 自助具を利用してADL自立可能となり得る<br>• プッシュアップによる殿部挙上可<br>• 自力にて浴槽の出入りを含めて入浴自立、洋式トイレ利用可<br>• 障害者用家屋に改造すれば、自宅生活が自立可能になり得る |
| C8〜T1 | • 指屈筋群<br>• 手内筋 | • 普通車椅子可<br>• 床から車椅子の移乗も含めて移乗はすべて可 | • 自助具なしでADL自立<br>• 障害者用家屋に改造すれば、自宅生活が自立可能になり得る |
| T2〜T10 | • 上肢筋<br>• 大胸筋 | • 床から車椅子の移乗も含めて移乗はすべて可<br>• 車椅子 | • 食事、整容、更衣、入浴、排泄は自立 |
| T11〜L2 | • 腹筋群 | • 床から車椅子の移乗も含めて移乗はすべて可<br>• 長下肢装具と両松葉杖または歩行器で歩行可能、実用には車椅子 | • 食事、整容、更衣、入浴、排泄は自立 |
| L3〜S3 | • 大腿四頭筋 | • 床から車椅子の移乗も含めて移乗はすべて可<br>• 短下肢装具（＋杖）で実用歩行可能 | • 食事、整容、更衣、入浴、排泄は自立 |

（文献1より引用）

ケースもあります。中下位頸椎損傷では、重症なものであれば四肢麻痺や、軽微なものであれば上肢優位のしびれや筋力低下などの中心性脊髄損傷などがあります。

胸腰椎損傷では、しばしば神経損傷を合併するため、両下肢の運動・知覚異常を生じます。また、膀胱直腸障害（排尿・排便困難）をきたすこともあります。

## 診　断

### 1. 問診・診察

どのような受傷機転かを確認することは非常に重要です。顔や頭に傷があるかも重要な情報となります。

診察に関しては、どこに疼痛があるかの確認や、四肢腱反射、筋力低下、知覚検査によってある程度損傷レベルを把握することが可能です。

### 2. 検査

画像検査が中心になります。X線検査はもちろんのこと、骨折型や脱臼の把握にはCT検査が優れています。また、運動障害や知覚障害などがあり脊髄損傷が疑わしければ、神経評価をするためにMRI検査は必須です。

## 治　療

骨折椎体に不安定性のあるものや、圧潰が高度なもの、徒手整復が困難な脱臼などがあれば手術の方針となることが多いです。

脊髄のみの損傷の場合は、手術の適応となることは少なく、保存治療となりリハビリテーションでの治療に重点が置かれます。

本稿では、当院ではどのような症例に対して手術を行っているのか、どのような手術を行っているのかについて解説してきます。

## 頸椎損傷

どのような症例に対して手術を行うかの判断ですが、われわれはSubaxial Injury Classification（SLIC）（表2）[2]という分類を参考にしており、このSLICスケールが5点以上であれば手術適応、3点以下で保存治療の適応と判断しています。4点は境界としており、全身状態などを加味し決定しています。

手術の方法については、基本的には後方固定術を行っており、前方に不安定性があり再建が必要な場合は前方手術を追加したり、脊髄の狭窄がある場合は除圧術を追加しています。

表2 ◆ SLIC

| Characteristics | Points |
|---|---|
| 損傷形態について | |
| 　異常なし | 0 |
| 　圧迫型 | 1 |
| 　破裂 | 2 |
| 　伸展損傷 | 3 |
| 　回旋・側方移動 | 4 |
| 椎間板と靭帯 | |
| 　正常 | 0 |
| 　軽度（棘間の拡大のみ、MRI信号変化のみ） | 1 |
| 　破損（椎間の拡大、椎間関節不安定性、脱臼） | 2 |
| 神経障害 | |
| 　正常 | 0 |
| 　神経根障害 | 1 |
| 　完全脊髄損傷 | 2 |
| 　不完全脊髄損傷 | 3 |
| 　持続する脊髄圧迫状態 | +1 |

(文献2より引用)

## 胸腰椎損傷

　胸腰椎損傷に関しては、新AO分類[3]やThoracolumbar AOspine injury score（TL AOSIS）（表3）[4]を参考にして手術治療か保存治療かを決定しています。

　TL AOSISが6点以上で手術適応、3点以下は保存治療の適応と判断し、4～5点は全身状態などを加味し決定しています。

　手術の方法ですが、まず基本的な考え方として前方支柱・後方支柱の安定化を図る目的で手術します。骨片によって神経症状をともなう脊柱管狭窄がある場合には、除圧術を追加することもあります。

表3 ◆ TL AOSIS

| Classification | Points | 神経障害 | |
|---|---|---|---|
| Type A – 圧迫損傷 – | | N0 intact | 0 |
| 　A0 Insignificant injury | 0 | N1 transient neurological deficit | 1 |
| 　A1 Wedge/Inpaction | 1 | N2 radiculopathy | 2 |
| 　A2 Split/Pincer | 2 | N3 incomplete spinal cord injury or cauda equina injury | 4 |
| 　A3 Incomplete burst | 3 | | |
| 　A4 Complete burst | 5 | N4 complete spinal cord injury (American Spinal Injury Association grade A) | 4 |
| Type B – 伸展損傷 – | | | |
| 　B1 Pure transosseous disruption | 5 | NX cannot be examined because of another condition | 3 |
| 　B2 Osseoligamentous disruption | 6 | | |
| 　B3 Anterior tension band injury | 7 | Patient-specific modifiers | |
| Type C – 回旋・側方移動型損傷 – | | M1 indeterminate injury to the tension band | 1 |
| 　C Translation | 8 | M2 patient-specific comorbidity (ankylosing spine, polytrauma, etc) | 0 |

0-3 points；no-operative
4-5 points；no-operative or operative
≧ 6 points；operative

(文献4より作成)

整形外科看護 2018 春季増刊　181

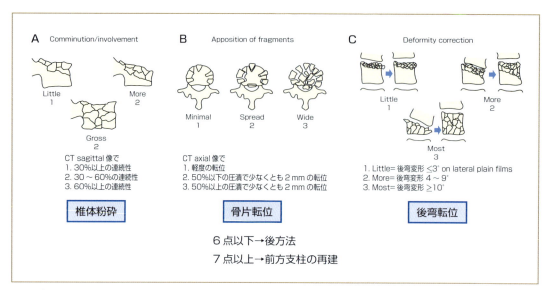

図1 ◆ load sharing classification

(文献5より作成)

最近の手術手技やインプラントの進歩によって後方から脊柱の再建が可能になってきています。それでも、前方支柱の再建が必要な場合があります。前方支柱の再建が必要かどうかは load sharing classification（**図1**）[5]を参考にします。7点以上の場合は前方再建の適応となり、後方固定術と併用し手術を施行します（**図2**）。

また当院では、積極的に低侵襲手術を行っています。メリットとしては、術中出血量が少なく、手術時間も短く、体への侵襲が非常に少ないため翌日からの離床が可能となり、合併症の軽減にもつながっています。

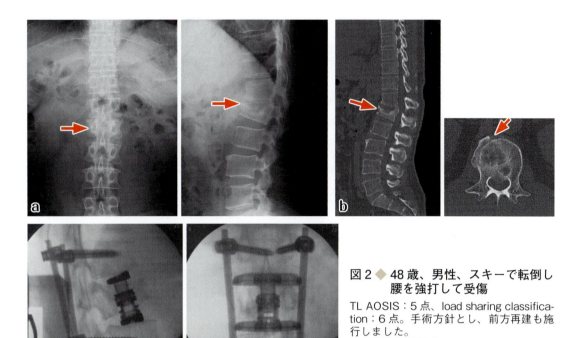

**図2 ◆ 48歳、男性、スキーで転倒し腰を強打して受傷**

TL AOSIS：5点、load sharing classification：6点。手術方針とし、前方再建も施行しました。
a：術前X線写真。
b：術前CT。
c：術後X線写真。

◆引用・参考文献

1) 中村利孝ほか監，井樋栄二ほか編．標準整形外科学．第13版．東京，医学書院，2017．
2) Vaccaro, AR. et al. The subaxial cervical spine injury classification system : a novel approach to recognize the importance of morphology, neurology, and integrity of the disco-ligamentous complex. Spine. 32(21), 2007, 2365-74.
3) Vaccaro, AR. et al. AOSpine thoracolumbar spine injury classification system : fracture description, neurological status, and key modifiers. Spine. 38(23), 2013, 2028-37.
4) Kepler, CK. et al. The Thoracolumbar AOSpine Injury Score. Global Spine J. 6(4), 2016, 329-34.
5) McCormack, T. et al. The load sharing classification of spine fractures. Spine. 19(15), 1994, 1741-4.

# 2 脊椎椎体骨折（脊椎圧迫骨折）

川崎医科大学 整形外科臨床助教 **内野和也**
同 整形外科副部長 **中西一夫**

## 病　態

脊椎椎体骨折には、外傷などによる高エネルギーが加わって生じる椎体骨折や、高齢者が比較的軽微な外力によって生じる脆弱性の椎体骨折が多く、まれに転移性脊椎腫瘍にともなう病的骨折も含まれます。**脆弱性骨折には、基本的に骨粗鬆症が基盤としてあります。**

骨粗鬆症による脆弱性骨折では、転倒（しりもち）はもちろん、くしゃみをしたり、不意に重たいものを持ち上げたり、なかには車や電車の振動などちょっとしたきっかけで骨折することもあります。

また、骨粗鬆症にともなう圧迫骨折は、**胸腰椎移行部とよばれる、第12胸椎、第1腰椎での頻度が高い**傾向にあります。

## 症　状

### 1. 急性期の症状

突然、背中や腰に強い痛みを感じます。動作時に痛みが強くなったり、座っているだけでもつらい場合があります。また、痛みで寝返りが打てなくなったり、時に仰向けで寝ることも困難になります。なかには新しい骨折であってもまったく痛みを感じないケースもみられます。病的骨折の場合は、夜間の安静時にも痛みがあります。

### 2. 慢性期の症状

骨折した骨が固まる（骨癒合）と、痛みは次第になくなっていきます。潰れた骨がそのままの形で固まってしまうため、**背中が曲がったり、身長が縮んだりすること**があります。背中が曲がってしまうと、体全体のバランスが悪くなってしまうために、杖やシルバーカーなどを使用しないと歩行が困難になってしまいます。

また、骨折した骨がうまく固まらない場合（癒合不全）があり、これを**偽関節**といいます。偽関節になってしまうと、いつまでも痛みが残ることがあります。新鮮骨折の約1割に起こるとされています。

### 3. 注意点

急性期、慢性期ともに**注意しないといけない症状が下肢のしびれや痛み、麻痺などの神経症状**です。圧迫し潰れた椎体の骨片が脊柱管内の神経を圧迫したり、偽関節で背骨が不

安定になって神経が障害されるために生じます。

## 診　断

　診断自体はX線検査で可能です。椎体骨折評価として半定量的評価法（Semiquantitative Method：SQ法）があります[1]。ただし、X線検査のみでは、新しい骨折か古い骨折かの判断は非常にむずかしいです。

　新しい骨折か古い骨折かの判断にはMRI検査が優れています。MRI撮影が困難なケース（ペースメーカー使用者、検査時に安静できない）では、CTなどで判断する場合もあります。

　偽関節の評価には、前屈・後屈時のストレス撮影が有用です。

## 治　療

　麻痺などの神経症状がない場合は、原則として保存治療を行います。まずは患部の安静と疼痛コントロールが必須になります。しかし、圧迫骨折になるのは高齢者がほとんどです。高齢者に骨折椎体が固まるまで安静にさせていると、誤嚥性肺炎や廃用症候群、褥瘡、認知症の増悪など、寝たきりのともなう合併症の発生リスクが高まります。

　基本的には**コルセット（軟性もしくは硬性）**を着用し、疼痛に合わせて**早期に離床**します。最初の約1カ月が重要で、その間に痛みが徐々に改善してくるのが普通の経過ですが、1カ月経っても痛みが軽減しない場合には偽関節の可能性があります。コルセット着用期間は約2～3カ月で、定期的にX線撮影を行い、骨折椎体がさらに潰れてないか注意します。

　急性期でなかなか疼痛が改善されない場合や、慢性期で偽関節になった場合には、低侵襲な**経皮的椎体形成術**などの選択肢があります（**図1～3**）。麻痺などの神経症状がある場合は、神経の狭窄部位の除圧術や、脊椎を安定させるために固定術などの適応になります。また、背中、腰が曲がった状態（脊椎後弯）で、歩行困難や立位保持困難のなどの症状があれば脊椎矯正固定術などの選択肢もあります。

　もう1つ非常に大事なポイントがあります。**骨粗鬆症による圧迫骨折の場合は骨粗鬆症の治療、転移性脊椎腫瘍による圧迫骨折の場合は原発腫瘍の治療**が原則です。

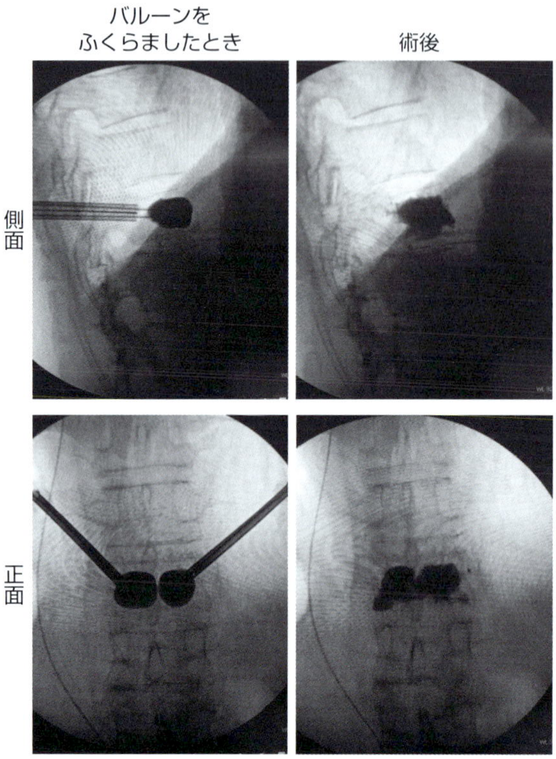

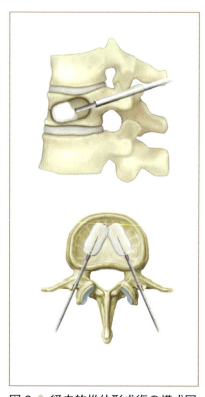

側面　バルーンをふくらましたとき　術後

正面

図1 ◆ 経皮的椎体形成術

図2 ◆ 経皮的椎体形成術の模式図
（提供：日本メドトロニック株式会社）

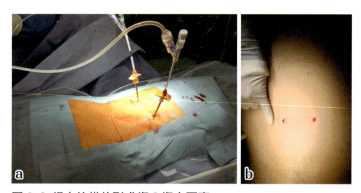

図3 ◆ 経皮的椎体形成術の術中写真
a：術中写真。
b：傷は約5mm程度です。

◆引用・参考文献

1）森諭史ほか．椎体骨折評価基準（2012年度改訂版）．Osteoporosis Japan. 21(1), 2013, 25-32.

# 3 脊椎の骨折後のケア

近森病院 整形外科部長 **西井幸信**
同 6B 病棟 **友草杏理**

## ADL に対するケア

　脊椎骨折の多くは、交通事故や高所からの転落による高エネルギー外傷で生じる脊椎の脱臼や骨折と、高齢者、骨粗鬆症患者にみられる転倒あるいは軽微な外傷による脊椎圧迫骨折です。いずれの場合も体幹部の骨折であるため、日常生活動作（activities of daily living：ADL）（起居動作、移動動作、食事動作、更衣動作、整容動作、トイレ動作、入浴動作、コミュニケーション）の多くが制限されますが、ほかの部位の骨折と異なる点は、<mark>骨折にともない脊髄損傷を合併する可能性</mark>があることです。

### 1. 脊髄損傷を合併している場合

　脊椎骨折の好発部位は頚部および胸腰椎移行部であり、脊髄損傷も同部に多くみられます。頚髄損傷は四肢麻痺、胸髄以下では両下肢の対麻痺となりますが、損傷高位によって障害される麻痺の範囲が異なり、完全麻痺と不全麻痺の場合があるため、介助を要する動作にも差異があります。運動障害、知覚障害に加えて自律神経の障害、膀胱直腸障害があり、急性期のケアとともに亜急性期から慢性期にもケアが必要です。急性期には脊髄損傷の範囲を拡大させないために患部の安静と固定が重要であり、移乗動作では患部を含めて体幹全体を少なくとも4人以上で保持して行う必要があります。とくに<mark>頚椎に骨折がある場合には頚椎の保持がきわめて重要</mark>です。

### 2. 脊髄損傷を合併していない場合

　脊髄損傷を合併していない場合であっても起居動作は急性期では困難であり、ベッド上での安静を要するため、褥瘡予防のためにエアーマットの使用を行い、深部静脈血栓症（deep vein thrombosis：DVT）予防のためにフットポンプや弾性ストッキングなどを用います。頚椎カラーやコルセットを装着している場合は、装具装着によって圧迫・摩擦で褥瘡が発生することもあるため、病衣のひもや病衣のしわなどにも注意し、圧迫しそうな部位にはフィルム材の貼用やタオルでの保護などを行い、皮膚の観察を行う必要があります。

## 3. 疼痛・更衣

疼痛に対しては、医師の指示のもと鎮痛薬を使用しますが、疼痛のために自力での体位変換が困難な場合や、局所の安静のために自力での体位変換を制限されている場合には、体幹部を捻らないように注意して2時間ごとの体位変換を行うようにケアを行います。更衣についてもベッド上では介助が必要です。

## 4. 食事

食事については、上肢に麻痺がない場合でも臥位での摂取は困難なため介助が必要となりますが、廃用症候群をきたさないためにも患者自身で摂取できるような食事形態への工夫が必要であり、スプーンやフォーク、ストローの使用、主食をおにぎり、副食を串刺しにするなどの工夫を行います。高齢者の場合には嚥下困難、食事摂取が困難になり、経管栄養が必要となる場合もあります。その場合は留置チューブの管理に注意します。

## 5. 排泄ケア

骨折によって膀胱直腸障害をきたしていないかの確認を行い、またバルーンカテーテル挿入時は尿路感染症などの合併症の観察も必要です。安静臥床によって便秘になりやすいため、腹部症状の観察・排便コントロールを行います。

## 疾患ごとのケア

### 1. 脊椎損傷（脊椎の骨折や脱臼）

脊椎の脱臼では脊髄損傷を合併していることが多いですが、合併していても不全麻痺の場合や麻痺がない場合も少なからずあります。脱臼の整復には==頭蓋骨に Halo リングを装着して頭蓋直達牽引==が行われます（図1）。さらに砂嚢固定を行い、背面清拭などは医師とともに行います。脱臼整復後は手術による内固定が行われますが、ハローリングと体幹部のベストをロッドで連結してハローベストとして頚部を固定して離床を行う場合もあります（図2）。ハローリングの==ピン刺入部は清潔にケアし、感染に注意==します。

ハローベスト以外に頚部、体幹を固定する装具として SOMI 装具を装着する場合もありますが（図3）、下顎部および前額部を専用のベルトで固定するため、装着部位のゆるみや褥瘡に注意する必要があります。

### 2. 脊椎椎体骨折（圧迫骨折）

高齢者の転倒（しりもち）や重たいものを持ち上げる動作などの軽微な外傷による骨粗鬆症に起因した脊椎圧迫骨折が多いですが、青壮年者の高所からの転落など、高エネルギー外傷によって起こる圧迫骨折もあります。その場合は専用の架台に患者を乗せてサラシで吊り下げて、反張位で圧迫骨折部を整復して==反張位体幹ギプス固定==を行うこともあります（図4）。

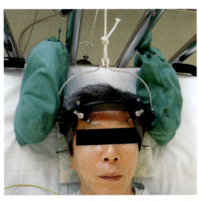
図1 ◆ ハローリングを使用した頭蓋直達牽引

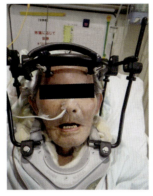
図2 ◆ ハローベストを装着して離床、経管栄養も行っている

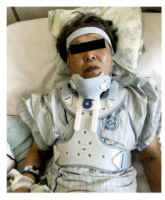
図3 ◆ SOMI装具を使用して頭頸部と体幹部を固定

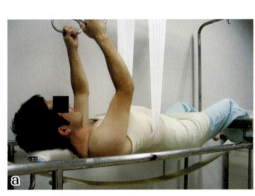
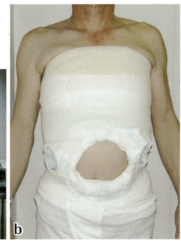
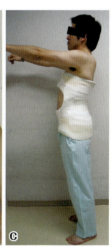

図4 ◆ 反張位体幹ギプス固定
a：脊椎椎体骨折に対して反張位体幹ギプスを巻き込むため、専用の台に乗せてサラシで吊り下げている状態。
b：反張位体幹ギプス固定後、腹部はくり抜いて腹部の圧迫を解除します。
c：反張位体幹ギプス固定後の立位。

　高齢者の場合はできれば立位で採型し、**硬性コルセットを作製して装着**し、疼痛の軽減と骨折部の骨癒合（こつゆごう）を目指した治療を行います（図5）。圧迫骨折であっても脊柱管内への圧迫があり、神経症状がある場合や骨折部が不安定な場合、骨折部が癒合せずに偽関節（ぎかんせつ）になった場合には手術治療を行います。
　コルセット装着後は廃用症候群や認知面の低下を防ぐため、早期離床・リハビリテーション訓練を行います。臥床中に挿入したバルーンカテーテルは抜去し、トイレ誘導・トイレでの排泄訓練を行います。食事もできるだけ座って食べるように指導します。また、慣れない装具装着によって歩行時や車椅子乗車時などに転倒の危険性もあるため、とくに離床を始め

て間もない時期には移動時に付き添い介助を行い、転倒予防に努めます。スリッパでは転倒の危険性が高まるため、靴の装着を勧めることも重要です。コルセット装着前にも褥瘡発生のリスクはありますが、装具装着によって圧迫・摩擦で褥瘡が発生することもあるため、病衣のひもや病衣のしわなどにも注意し、圧迫しそうな部位にはフィルム材の貼用やタオルでの保護などを行うとともに、皮膚の観察を行う必要があります。

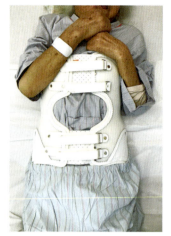

図5 ◆ 高齢者の脊椎椎体骨折に対するフレームコルセット

# 4 脊椎の骨折後のリハビリテーション

総合大雄会病院 整形外科臨床副院長 **唐澤善幸**

## 完全な安静臥床は避けよう

脊椎外傷の患者は入院したときから安静が必要になることが多いです。保存治療の場合はコルセット完成まで、手術治療の場合は術後までの臥床期間にどのように過ごすかが重要なポイントです。

われわれ人間は重力に逆らって生きており、骨は負荷による力学的影響下で保たれています。安静臥床は骨、筋の萎縮を一気にすすめます。通常、閉経期女性の骨密度減少率は1年間に2〜4％ですが、臥床状態の患者は1週間に1％減少します[1]。そして、筋力は安静臥床して最初の1週間で10〜15％低下します。そのまま放置していては、骨が治っても日常生活に支障が出てしまいます。

第4章9(p170参照)で示した下肢の筋力訓練を行います。また、体幹の筋力訓練も行います。骨折によってなかなか患者自身では行えないので、介助して側臥位になってもらいます。このとき、ひねって骨折部に負担がかからないようにします。痛みが落ち着いてきたらヒップアップ動作も行います。

術後、あるいは保存治療でもコルセットが完成したら痛みの程度をみながら歩行訓練にすすみます（図1）。歩行時は歩行器などを使用し、背中が丸まらないように注意します。ベッドから起きたり、立ち座りしたりといった中間動作で痛みが強くなるので注意しましょう（図2）。長い臥床を要した場合など、血圧低下やめまいでなかなか起き上がれない場合があります。その場合は電動で起き上がるチルトテーブルを使用して少しずつ慣らしていきます（図3）。

毎日の観察項目に筋力、知覚障害の有無を含めます。筋力の評価には徒手筋力テストを用います。動くか動かないかだけでは、勤務者が変わった際に客観的な評価ができません。神経症状に変化が出た場合や疼痛増強が持続する場合は画像の再検査を提案します。

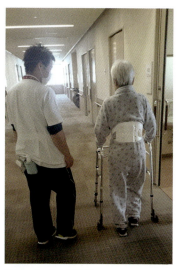

**図1 ◆ 歩行訓練**
背中が丸まらないようにします。筋力がない患者では、最初は肘置き歩行器から始めたほうが丸まりにくいです。大腿四頭筋の筋力の低下によって膝崩れが起きたりするので、転倒に注意します。

一般的な起き上がり方　　　　痛みが強い場合

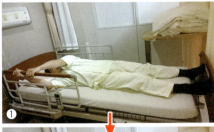
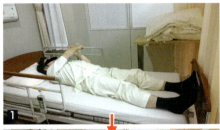

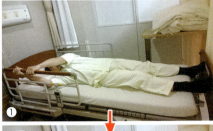
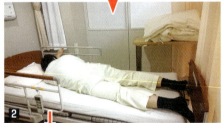

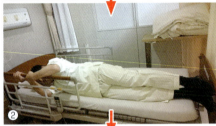
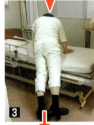

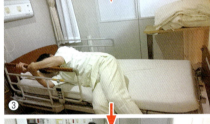
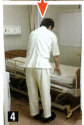

**図2 ◆ ベッドからの起き方**
①、② まず横を向きます。
③ 下肢をベッドからおろします。
④ 下肢をおろす力を使って、体を起こします。

❶、❷ うつぶせになります。
❸ 体を曲げないように下肢からおります。
❹ 徐々に立ち上がっていきます。ベッドを高めにするのがポイントです。

中間動作で痛みが強くなる患者は、右列のように一度、腹臥位になってから背中をまっすぐにしたまま起き上がると痛みが少ない場合があります。

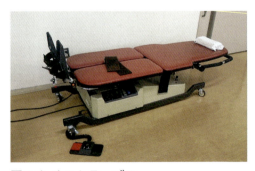

図3 ◆ チルトテーブル

◆引用・参考文献
1) 揚鴻生. 骨粗鬆症のリハビリテーション. 関節外科. 22(4), 2003, 27-35.

# 第6章

# 子どもの骨折

| 1 子どもの骨と大人の骨 | 194 |
| --- | --- |
| 2 肘関節の骨折 | 197 |
| 3 大腿骨骨幹部骨折 | 203 |
| 4 子どもの骨折後のケア | 207 |
| 5 子どもの骨折後のリハビリテーション | 210 |

# 1 子どもの骨と大人の骨

自治医科大学 整形外科講師 **松村福広**

## 子どもの骨の特徴

子どもの骨と大人の骨の違いはなんといってもその柔軟性にあります。例えば"木の枝"をイメージしてください。大人の骨が骨折する場合は、成長した木の枝が折れるときのように"ポキッ"と完全に折れることが多いのですが、子どもの骨は若く青い木の枝が折れるときのように、"グニャ"っと曲がって折れることがあります（図1）。また、折れたところが節状に見える（図2）のも子どもの骨折の特徴です。

2つ目の異なる点は、骨の周りに存在し、血液によって骨に栄養を与えている骨膜です。骨膜には血管があり、骨折を治すために重要な役割を担っています。子どもの骨膜は大人に比べ3倍の厚みがあるとされています。子どもの骨膜は血流が豊富で、そのため骨折は治りやすいのですが、出血もしやすいといえます。つまり、骨折後は腫れが強くなりやすいので、とくに上肢の骨折ではコンパートメント症候群（第6章2、p197）に注意が必要です。

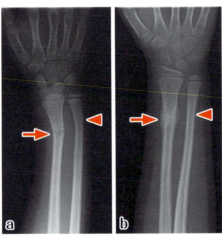

図1 ◆ 8歳、女児、右前腕骨骨折単純X線写真
a：橈骨の若木骨折（→）と尺骨の不全骨折（▶）があり、徒手整復を行いました。
b：徒手整復後6週の単純X線写真。橈骨は骨癒合し（→）、尺骨は整復（▶）されています。

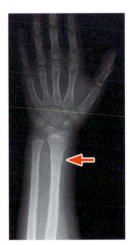

図2 ◆ 9歳、男児、左橈骨骨折単純X線写真
→は隆起骨折を示します。

3つ目の異なる点は、==子どもの骨には成長軟骨板（通称：骨端線）が存在する==ことです。この成長軟骨板で骨は成長します。成長の度合いは年齢によって異なりますが、一般的に女児のほうが男児よりも早く成長し、大人の骨になります。

## 子どもの特徴的な骨折

　子どもの骨の特徴について述べましたが、それらの特徴によって子どもならではの骨折が生じます。==若木骨折（図1）、隆起骨折（図2）、急性塑性変形は子どもに特有の骨折==です。成長軟骨板を含んだ骨折は体が成長している子どもならではの骨折です（図3）。骨折部位や骨折型によっては正常に骨が成長せず、骨が変形し、成長障害を引き起こすことがあります。

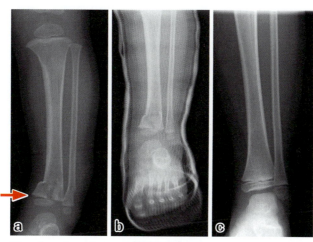

**図3 ◆ 1歳、男児、左脛骨遠位端骨折の単純X線写真**
a：成長軟骨板にかかる骨折（→）。
b：徒手整復後ギプス固定。
c：受傷後3年の単純X線写真。成長障害はありません。

## 治療法

　骨癒合は早く、大人のように関節が動きにくくなることは少ないため、ギプス固定などの<mark>保存治療が主体</mark>になります（図4）。また、限度はありますが、少し変形して骨折が治っても徐々にもとの形に戻ってくる場合があり、これを自家矯正とよびます。しかしながら自家矯正を過度に期待することは控えるべきです。最近では早期復学やスポーツ復帰のために手術を行う症例も多くなってきています。とくに小学生以上ではその傾向が強いといえます。

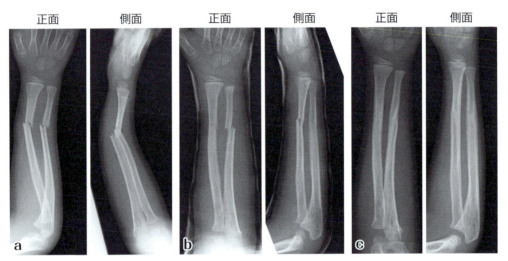

**図4 ◆ 7歳、男児、右前腕骨両骨骨折**
a：受傷時の単純X線写真。
b：徒手整復後ギプス固定を行いました。大人の前腕骨折は一般的に手術による内固定術が行われます。
c：受傷後1年の単純X線写真。機能障害なく治癒しました。

# 2 肘関節の骨折

自治医科大学 整形外科講師 **松村福広**

## はじめに

子どもの骨折でもっとも多いのが肘関節周囲骨折です。代表的なものに上腕骨顆上骨折、上腕骨外側顆骨折があり、ほかにも、上腕骨内側上顆骨折、上腕骨遠位骨端離開、肘関節脱臼骨折など数多くの病態があります。それらを鑑別するためにCT撮影、関節造影、MRI撮影が必要な場合があります。本稿では、上腕骨顆上骨折、上腕骨外側顆骨折について解説します。

## 上腕骨顆上骨折[1]

### 病態

#### 解剖生理

子どもの代表的骨折で、小児肘関節周囲骨折の過半数を占めます。部位は上腕骨遠位（肘関節に近い部分）の骨折になります（図1）。骨折の近くに神経や血管があるので、それらの損傷にともなった症状に注意が必要です。

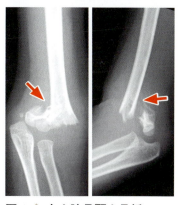

図1 ◆ 左上腕骨顆上骨折
→は骨折部を示します。

#### 受傷機序

肘を伸ばして転倒したときに手をついて骨折するのが一般的です。肘を曲げた状態で肘

を強打して骨折する場合もまれにあります。

## 患者の年齢

多くは 3 ～ 12 歳でみられ、もっとも多いのは 5 ～ 8 歳ごろです。

## 症　状

患部の疼痛が強く、上肢を動かすことができません。肘周囲は腫れ、変形がみられる場合もあります。重症例では手指を動かすことができない、感覚がないといった神経症状があります。また、血管損傷にともなう手指の麻痺や脈拍消失などがみられることがあります。

## 診　断

症状と単純 X 線写真によって診断は比較的容易です。ただし、骨折の転位（ずれ）がわずかな場合には注意が必要です。

## ナースに知っておいてほしいポイント

コンパートメント症候群（Volkmann 拘縮）の早期診断が重要です。「症状」で述べた神経血管損傷の診断も含め、手指の動き、感覚の有無を注意深く観察してください。子どもにグー、チョキ、パーをしてもらうのもよいでしょう。骨折とは離れた手指に強い痛みを訴え、指を触っただけでも痛がる場合は早急に医師の診察が必要です。緊急の処置（筋膜切開術）によって重大な後遺症を予防することができるためです。

# 治　療

## 治療の選択肢

**① 保存治療（牽引、ギプス固定）**
骨折の転位が少ない場合、転位があっても徒手整復で良好に整復できた場合

**② キルシュナー鋼線固定（ピンニング）**
骨折の転位がありうまく整復できない、あるいは整復できてもその後に再転位した場合

## ❶ 保存治療（図2）

　最近では牽引治療をする機会は減っていますが、患部の腫れが強い場合は牽引を短期間行い、その後ギプス固定に変更することがあります。転位がないかわずかであればギプスシーネやギプス固定を行います。転位がある場合は徒手整復を行い、良好な整復位が獲得できればギプス固定で治療できます。

==保存治療でもコンパートメント症候群の発生には十分に注意しなければなりません。==

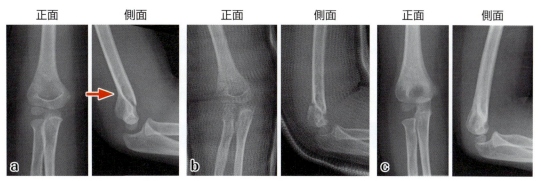

**図2 ◆ 3歳、女児、右上腕骨顆上骨折**
a：骨折（→）は転位しています。
b：徒手整復後ギプス固定を行いました。
c：受傷後4カ月の単純X線写真。ギプス固定を4週間行い、機能障害なく治癒しました。

## ❷ キルシュナー鋼線固定（図3）

　骨折の転位を徒手整復するか、あるいは整復が不十分であれば骨折部に切開を加えて整

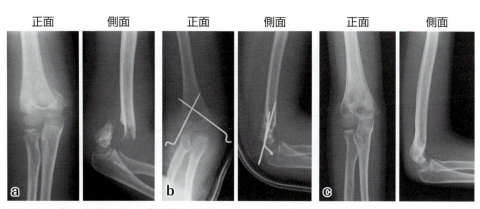

**図3 ◆ 7歳、女児、右上腕骨顆上骨折**
a：受傷時の単純X線写真。
b：キルシュナー鋼線2本で固定後、ギプス固定を追加しました。
c：術後7カ月の単純X線写真。機能障害なく治癒しました。

復します。整復位を保つために、肘関節の内側と外側からそれぞれキルシュナー鋼線を刺入し固定します。術後はギプスシーネかギプス固定を行います。

# 上腕骨外側顆骨折 2)

## 病 態

### 解剖生理

小児肘関節周囲骨折のなかで上腕骨顆上骨折の次に多い骨折です。転位がわずかでも骨癒合が得られにくく、上腕骨顆上骨折に比べ手術になる可能性が高くなります。

### 受傷機序

肘関節が少し曲がった状態で手をついて骨折するタイプと、肘関節を伸ばした状態で肘が内反して生じる骨折があります。

### 患者の年齢

多くは 2 〜 10 歳くらいでみられ、ピークは 5 〜 6 歳くらいです。

### 症 状

肘関節の外側が腫れますが、上腕骨顆上骨折ほど変形が明らかではありません。ただし、脱臼している症例では変形が強い場合もあります。

### 診 断

症状と単純 X 線写真によって診断は比較的容易です。ただし、骨折の転位がわずかな場合には見落とされることがあるため、CT 撮影が必要な場合もあります。

### ナースに知っておいてほしいポイント

子どもの骨折のなかでも手術になることが比較的多い骨折です。その一方で、最初の単純 X 線写真では骨折がはっきりせず、後日になって骨折が判明する場合があります。肘関節周囲の腫れが残り、痛みが続く場合には再度 X 線撮影を行います。

## 治療

### 治療の選択肢

❶ 観血的整復内固定術
（キルシュナー鋼線、テンションバンドワイヤリング）
骨折の転位が 2mm 以上ある場合、最初は転位がなくても徐々に骨片の転位がすすんだ場合、なかなか骨癒合しない場合

❷ 保存治療（ギプス固定）
骨折の転位が 2mm 未満の場合

### ❶ 観血的整復内固定術（キルシュナー鋼線、テンションバンドワイヤリング）（図4）

骨折を実際にしっかり見て整復し、キルシュナー鋼線で固定します。術後早期に肘関節のリハビリテーションを行うために、ワイヤーを追加して固定するテンションバンドワイヤリングが一般的にはよく使用される方法です。

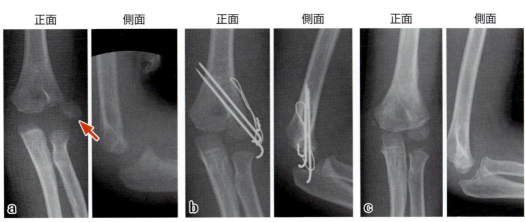

図4 ◆ 6歳、男児、左上腕骨外側顆骨折
a：受傷時の単純X線写真。➡ は転位した骨片をさしています。
b：テンションバンドワイヤリングを行いました。
c：術後5カ月の単純X線写真。術後3カ月で抜釘を行いました。

## ❷ 保存治療（ギプス固定）（図5）

　上腕〜手指までのギプス固定を行います。固定期間は4〜8週間と若干長くなります。経過中に骨折部が転位した場合、手術に変更することがあります。

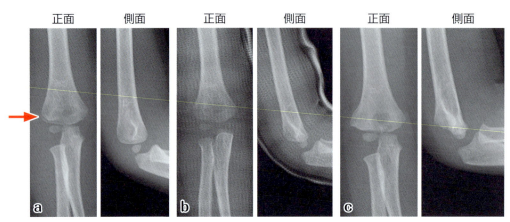

**図5 ◆ 3歳、男児、右上腕骨外側顆骨折**
a：受傷時単純X線写真。→ は骨折部をさしています。
b：上腕から手指までのギプス固定を6週間行いました。
c：受傷後4カ月の単純X線写真。骨癒合は得られ、機能障害はありません。

◆引用・参考文献
1）井上博. 小児四肢骨折　治療の実際. 改訂第2版. 東京, 金原出版, 2001, 57-84.
2）前掲書1), 93-108.

# 3 大腿骨骨幹部骨折

自治医科大学 整形外科講師 **松村福広**

## 病態

### 解剖生理

　大腿骨に付着している筋肉の作用によって、==大腿部の変形が明らかな場合がほとんど==です。健側より短く見える場合もあります。ただし、乳幼児は下肢が短いわりには太いため、外見での判断がむずかしい場合もあります。

### 受傷機序

　一般的にはスポーツ、転落、交通事故などの強い外力によって生じることが多い骨折です。原因がはっきりしない乳幼児、とくに歩行ができない乳児の骨折では虐待を考える必要があります。まれですが分娩時に生じる分娩骨折（図1）、腫瘍による病的骨折もあります。

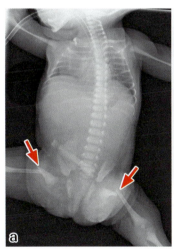
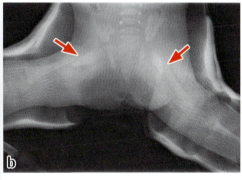

図1 ◆ 0歳、女児、出生直後（a）およびギプス固定後（b）の単純X線写真
分娩骨折。→は骨折部をさしています。

### 患者の年齢

　0〜15歳まですべての年齢層にみられます。

## 症　状

　患部の疼痛が強く、下肢を動かすことができません。大腿部の変形や患肢の短縮がみられる場合もあります。ただし分娩骨折では症状がはっきりせず、診断が遅れることがあります。

## 診　断

　症状と単純X線写真によって診断は比較的容易です。ただし、病的骨折では腫瘍の広がりを認識するために、CTやMRIを必要とします。

## ナースに知っておいてほしいポイント

　転落や交通事故といった強い外力によって本骨折が生じた場合、==全身状態の観察が重要==になります。これは大腿骨骨幹部骨折自体で貧血になりバイタルサインに影響するということと、頭部・胸部・腹部・他部位の骨折など大腿骨骨幹部骨折以外にケガをしているところがあるかもしれないからです。また、==乳幼児の原因がはっきりしない骨折をみた場合、大腿骨に限らず上腕骨、前腕骨、脛骨といった長管骨の骨折では、必ず虐待の可能性を考えなければなりません。==

## 治　療

### 治療の選択肢

**1 髄内釘固定**
小学生以上の場合

**2 保存治療（牽引、ギプス固定）**
就学前の場合

**3 プレート固定**
体重が60kgを超えた体格のよい子ども、粉砕骨折、大腿骨遠位骨幹部骨折（図4）、関節近くの骨折の場合

## ❶ 髄内釘固定（図2）

　小学生以上の子どもで骨折が股関節や膝関節の近くでなければ、髄内釘固定が行われます。牽引による保存治療も可能ですが、入院期間が長くなり学校も休まなければなりませんので、最近では手術を行う傾向にあります。大人に使用するものとは異なり、弾力性のある細い髄内釘を2本挿入する方法が一般的です。術後は早い段階で荷重歩行ができるようになります。

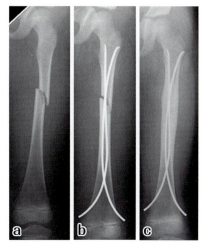

**図2 ◆ 6歳、男児、大腿骨骨幹部骨折**
a：受傷時の単純X線写真。
b：術後の単純X線写真。
c：術後5カ月の単純X線写真。

## ❷ 保存治療（図3）

　代表的なものとして、牽引やギプス固定があります。就学前の小さな子どもで選択される場合があります。とくに3歳未満では保存治療が基本になります。

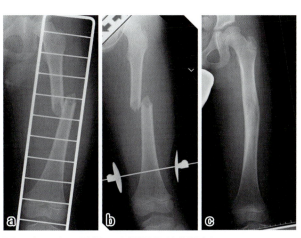

**図3 ◆ 5歳、男児、大腿骨骨幹部骨折**
a：受傷時の単純X線写真。
b：牽引時の単純X線写真。
c：術後2年の単純X線写真。

### ❸ プレート固定（図4）

　体重が60kgを超えた体格のよい子ども、粉砕骨折、大腿骨遠位骨幹部骨折、関節に近い骨折ではプレート固定を行う場合があります。術後すぐに荷重をかけると骨折が再度転位することがあるので、ある程度骨癒合が得られてから荷重歩行開始となります。

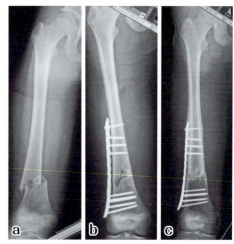

**図4 ◆ 14歳、男児、大腿骨遠位骨幹部骨折**
a：受傷時の単純X線写真。
b：術後の単純X線写真。
c：術後1年6カ月の単純X線写真。

---

◆引用・参考文献
1）井上博. 小児四肢骨折　治療の実際　改訂第2版. 東京, 金原出版, 2001, 335-54.

# 4 子どもの骨折後のケア

近森病院 整形外科部長 **西井幸信**
同 6B病棟 **中川里奈**

子どもの骨折後のケアとしては、年齢にもよりますが、痛みや不安、緊張のために本人が症状の訴えを十分にできない、あるいは説明や指示が十分理解されないなど、成人と異なる子ども特有の問題があります。通常、保護者が同伴していますが、保護者の不安に対するケアも重要です。年齢に応じたケアが必要であり、上肢の骨折、下肢の骨折でも成人と同様にケアの内容が異なりますが、介助すべき動作や観察すべき症状のケアは共通する点も多いです。子どもの骨折で入院して治療を要することの多い肘周辺の骨折、大腿骨骨幹部骨折のケアについて説明します。

## 疾患ごとのケア

### 1. 肘関節の骨折

肘関節の骨折のなかでは、上腕骨顆上骨折、次いで上腕骨外顆骨折が子どもでは多くみられます。上腕骨顆上骨折は転倒時に肘関節を伸展した状態で肘周辺に受傷するケースが多いですが、肘を曲げた状態で受傷するケースもまれにあります。転位が大きい場合は、骨折部で神経が引っ張られて正中神経麻痺や尺骨神経麻痺、あるいは橈骨神経麻痺が合併していることがあります。また、上腕動脈が正中神経の近くを走行していて、骨折によって上腕動脈が引っ張られて循環障害を生じる場合もあるため、注意を要する骨折です。

当院では、おもにオーバーヘッド牽引の理論と同じコンセプトで、肘関節をまたいだ創外固定による治療が行われています（図1）。

受診後当日に入院して全身麻酔で緊急手術を行うことが多いですが、術前には神経麻痺や循環障害がないかを確認する必要があります。本人、保護者に手術や入院のオリエンテーションを行い、術後は呼吸状態や麻酔の覚醒の状態を観察します。

術後に神経麻痺が出ていないかの観察も重要ですが、もっとも重要な観察項目は循環障害・前腕コンパートメント症候群の徴候のチェックです。橈骨動脈の拍動の有無、成人と同様に手指の自動屈曲伸展ができるかどうか、他動屈曲伸展を行った際に痛みがないかどうかをチェックします。成人と異なり、子どもではしびれの評価はむずかしいです。激烈な疼痛は疑わしい所見ですが、なかには痛みの訴えが少ないこともあるため、総合的に判断し、疑わしい場合はためらうことなく医師にすみやかに連絡すべきです。コンパートメント症候群が疑われた場合には緊急筋膜切開を行い、子どもの骨折後にVolkmann拘縮

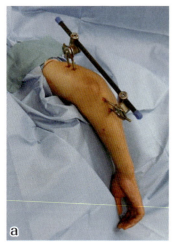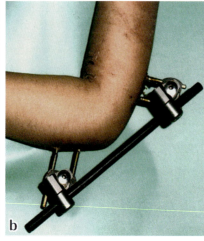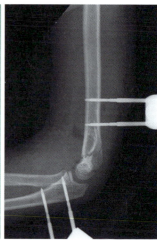

図1 ◆ 子どもの上腕骨顆上骨折に対する創外固定

<u>に陥ることを回避しなければなりません。</u>

　それ以外の術後のケアとしては、創外固定のために患肢に運動制限が生じるため、日常生活では介助が必要です。年齢によりますが、受傷前に自分で食事ができていたなら、反対側でスプーンやフォークを使用して自分で食事をとるように指導しますが、年齢的にむずかしい場合は保護者に指導を行います。通常、数日の入院になることがほとんどであり、退院後の生活に向けて、衣服の着脱やシャワー浴、創外固定のピン刺入部を清潔に保つこと、三角巾の使用、患肢で体を支えることをしないなどの生活動作について、本人および保護者に説明します。とくに保護者には十分理解してもらうようにする必要があります。

## 2. 大腿骨骨幹部骨折

　大腿骨骨幹部骨折は肘周辺の骨折と比べると頻度は少ないですが、交通事故や高所転落で生じることが多いです。まれに幼少時では<u>小児虐待の可能性もある</u>ため、全身あるいはほかの部位に古い打撲痕がある場合や、受傷から時間が経っている場合には注意します。交通事故などによる受傷の場合、バイタルサインや頭部ならびに胸腹部などほかの部位の合併損傷に注意します。治療法は成人の場合、一般的に手術による内固定が行われますが、子どもの場合は骨癒合（こつゆごう）までの期間が短く、保存治療が行われることが多いです。当院では骨折部の変形を残しにくい牽引による治療を行っています。

　受傷時年齢が2歳以下の場合にはブライアント牽引を行い、X線で仮骨（かこつ）形成がみられた体幹から患肢までの<u>股関節スパイカキャスト（hip spica cast）</u>を行っています。2歳以上でhip spica castが可能な年齢まではウェーバー牽引による治療を行っています（図2、3）。いずれもベッド上で両下肢を牽引するため、ギャッチアップはできず、食事、更衣、清拭

はいずれもベッド上で行うこととなるため、すべてにおいてケアが必要です。

専用のマットと専用の架台を使用して行いますが、観察項目および注意点としては、医師の指示どおりの牽引方向と肢位が保てているか、患側には刺入したピン刺入部の疼痛、発赤、腫脹、熱感などの感染徴候がないか、腓骨神経麻痺、循環障害の有無、褥瘡の有無、ラバーフォームや下腿の固定パッドの皮膚の状態、が挙げられます。本人、保護者に牽引治療に対する説明を行うとともに、注意点についても説明して理解してもらう必要があります。健側の下肢は関節部を避けて包帯を巻くようにし、巻き替えは毎日行い、清拭時に同部のマッサージも行います。

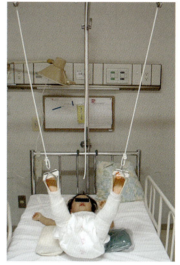

図2 ◆ 子どもの大腿骨骨折に対するブライアント牽引

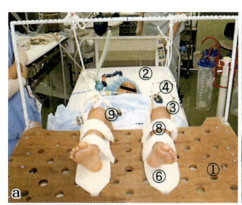
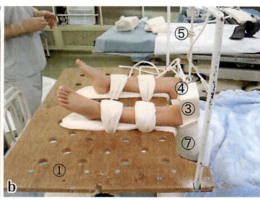
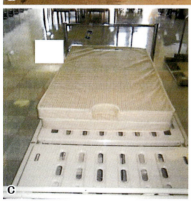

図3 ◆ 子どもの大腿骨骨幹部骨折に対するウェーバー牽引
a：正面、b：側面、c：専用マット。
必要物品：①専用台、②専用マット、③トラックバンド、④トラックバンド用の金具、⑤ロープ（2本）、⑥下腿マット、⑦弾性包帯、⑧下腿固定バンド、⑨牽引セット。

# 5 子どもの骨折後の リハビリテーション

総合大雄会病院 整形外科臨床副院長　**唐澤善幸**

　子どもは自家矯正能力が高く、骨癒合もすみやかに進行するため、一般的に大人に比べて保存治療の適応範囲が広いです。多くは外固定をすることになりますが、子どもは拘縮を生じにくく、固定終了後もリハビリテーション（以下、リハビリ）を必要としないことが多いです。

　それでも従来に比べて手術治療は増えています。これは、手術や麻酔の発達によってより安全に手術が可能になったという医学的側面に加え、核家族化や共働き家庭の増加によって、以前のように長期間の付き添いができないという社会的事情も影響しています。前述したように大人と違い子どもはリハビリが不要な場合が多いです。むしろ肘関節周囲の骨折に暴力的なリハビリをすると、血腫や炎症を悪化させ骨化性筋炎が生じ関節可動域に制限を残すおそれがあります。家族はリハビリをしないことに対して心配することがありますが、大事なことは十分な説明を行い納得してもらうことです。患児本人に対しては恐怖感を取り除くことが大事です。

　下肢外傷においては、時に荷重制限が必要な場合もあります。不必要に怖がらせてはいけません。一般的な能力をもつ子どもであれば、片脚でケンケンが可能です。松葉杖の使用法を理論的に話してしまうとむずかしくて萎縮してしまうので、ゲーム感覚で指導したほうがよい場合もあります。頻回に声かけし、機会を与え自信につながるようにします。

## 1. 創外固定手術

　子どもの骨折症例ではほとんどリハビリを必要としませんが、創外固定はピン刺入部で皮膚、筋組織、骨の癒着を生じることがあるので、隣接関節の自動運動を促したほうがよい場合があるかもしれません（図1）。それでも、他動運動まで行うことは一般的でないでしょう。

---

用語解説

### 骨化性筋炎

　肘関節周辺でみられる場合があります。骨化によって可動域が制限されます。腫脹、熱感、発赤、疼痛の有無をよく観察します。疑わしい場合は安静にします。

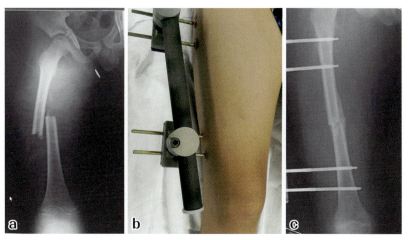

**図1 ◆ 9歳、大腿骨骨幹部骨折症例**
a：創外固定前、b、c：創外固定後。
創外固定で治療しました。膝関節に対しては、自動運動を促しました。

# 第 7 章
# 重症度の高い骨折

1 骨盤骨折 ························································· 214
2 多発骨折 ························································· 230
3 開放骨折 ························································· 237

# 1 骨盤骨折

新潟大学医歯学総合病院 高次救命災害治療センター助教 **普久原朝海**

　骨盤は仙骨とその両サイドの寛骨で構成されています。寛骨とは、成長によって腸骨、恥骨、坐骨が結合して一塊になった部分です（図1）。仙骨と寛骨は仙腸関節でつながり、左右の寛骨は前方の恥骨結合でつながって、リング状になっています（図2）。骨盤骨折は、青壮年では高エネルギー外傷で生じますが、近年、高齢者の低エネルギー外傷によるものが増えてきています。

　本稿で知ってほしいのは、==「寛骨臼骨折」と「骨盤輪骨折」の違い==です。どちらも骨盤骨折ですが、治療がまったく異なります。

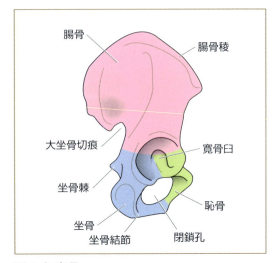

**図1 ◆ 寛骨**
腸骨、恥骨、坐骨が結合して一塊となっています。

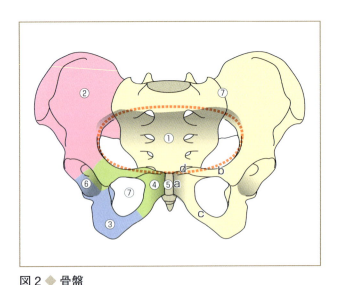

**図2 ◆ 骨盤**
①仙骨、②腸骨、③坐骨、④恥骨（②＋③＋④＝寛骨）、⑤恥骨結合、⑥寛骨臼、⑦仙腸関節。

# 寛骨臼骨折

## 病　　態

　その名のとおり、「寛骨臼＝股関節の受け皿側（臼蓋）」に骨折があります。いわゆる関節内骨折です。寛骨臼骨折は全骨盤骨折の10％とまれであり、アメリカでの発生率は年間3.7例/10万人と報告されています[1]。筆者の住んでいる新潟県では寛骨臼骨折手術が年間約30例/230万ですから、1.3人/10万人です。

　転倒などによって大腿骨を介して外力が骨頭から臼蓋にかかり、臼蓋を割ることで生じます。外力がかかった際の股関節の肢位で折れる場所が決まります。例えば、車を運転している際はシートに座っているので股関節が屈曲位の状態です。そのときに正面衝突事故が起こると、足から大腿骨方向へ伝わった外力が寛骨臼の後壁を壊して股関節の後方脱臼骨折が生じます（図3、4）。後方脱臼では股関節屈曲内転内旋位の特徴的な肢位となり（図5）、受傷機転と搬送されてきた時点で推測できます。股関節外転位で墜落して足をついたり、転倒して大転子部を強くぶつけると、臼蓋の中心方向への外力が加わり、骨盤の内側に骨頭が突き破るような骨折（中心性股関節脱臼）を生じます（図6）。

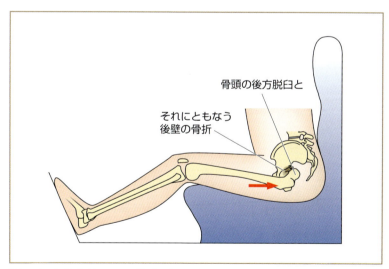

図3 ◆ 交通事故による後方脱臼骨折

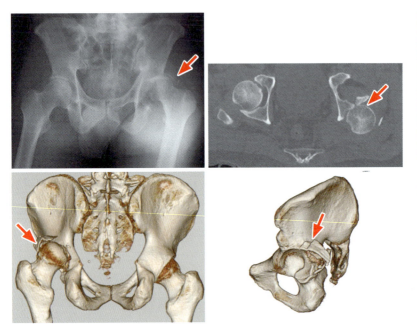

図4 ◆ 左股関節後方脱臼骨折（寛骨臼後壁骨折）

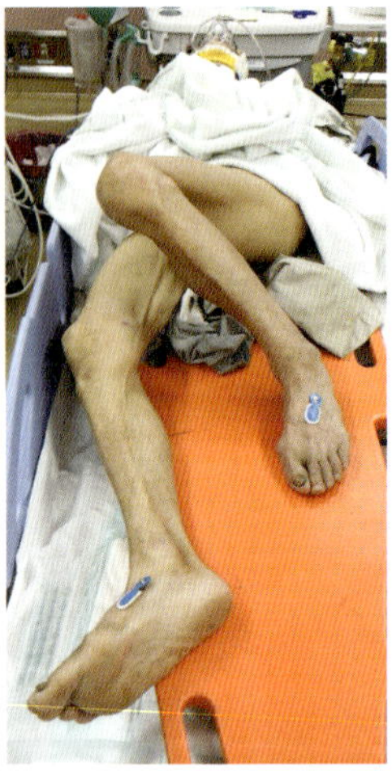

図5 ◆ 股関節屈曲・内転・内旋位の肢位（左）

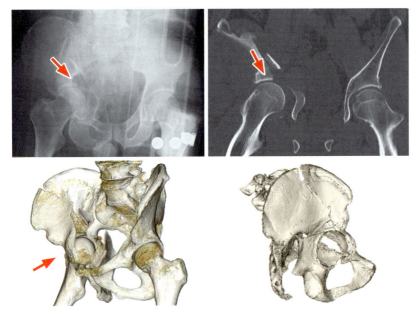

図6 ◆ 右中心性股関節脱臼（両柱骨折）

## 分類

寛骨臼は前柱と前壁、後柱と後壁という4つの部位からなり、そのどこが折れるかによって分類されます（図7）。

5つの基本型とそれらの組み合わせである5つの複合型の合計10タイプに分類したLetournel（ルトゥルネル）分類が用いられます（図8）。後壁骨折がもっとも頻度が高く24%と報告されていますが[2]、筆者の手術例では両柱骨折がもっとも多くなっています。近年、わが国ではシートベルト着用率が高くなったため、ダッシュボード損傷が減り、高齢者の転倒による両柱骨折が増えたのではないかと推測しています。

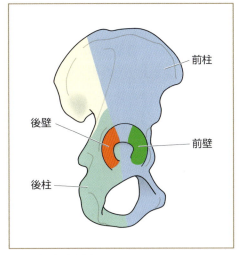

図7 ◆ 右寛骨臼

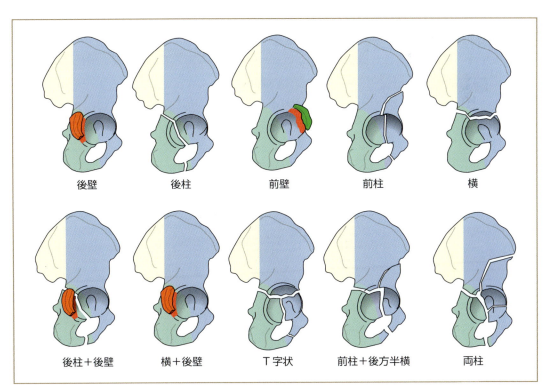

図8 ◆ Letournel 分類
上が基本型、下が複合型。

## 初期治療および術前待機期間

　骨盤輪骨折と異なり、初期に大量出血からショックになることはまれですが、閉鎖動静脈や corona mortis（死冠、図9）という血管などが骨折時に損傷していると出血量が増えるので、尿量やバイタルサインを観察し、採血データなどでフォローする必要があります。高齢者で抗凝固薬を内服している場合も時間が経ってからショックになることがあるので注意が必要です。

　後方脱臼では股関節と膝関節を 90°として前方に持ち上げて脱臼を整復します（図10）。麻酔下に愛護的に行わないと医原性に大腿骨頚部骨折を引き起こし予後が悪くなってしまいます。整復後は骨片の介在などの評価のために CT を行います。

　創外固定は不要です。整復位の維持や骨頭軟骨のさらなる損傷を予防するために、大腿骨遠位から直達牽引を行います。筆者は体重の 1/10 程度のおもりで牽引し、牽引した状態での骨盤正面 X 線を撮影し、牽引が不足していればおもりを増やします。牽引中は皮膚壊死を起こさないよう牽引方向に注意し、馬蹄が皮膚に触れていないかどうか、頻回の観察が必要です（図11）。後壁骨折の場合には股関節を屈曲すると後方へ容易に脱臼してしまい、そのたびに骨頭軟骨が損傷されてしまうので注意が必要ですが、牽引の方向ですでに股関節が軽度屈曲位となっているため、それを加味したギャッチアップ制限が必要です（図12）。また、牽引中は体が足側へ徐々にずり落ちてきがちで、背部で衣服がしわになりやすく褥瘡などの皮膚トラブルの原因になるので注意が必要です。適宜体のポジションを直してください。深部静脈血栓症（deep vein thrombosis：DVT）予防に、患肢

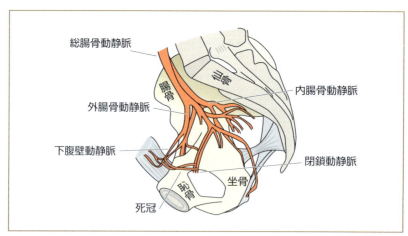

図9 ◆ Corona mortis（外腸骨系である腹壁動静脈と内腸骨系である閉鎖動静脈との間の交通枝）
骨盤内側を見た図。

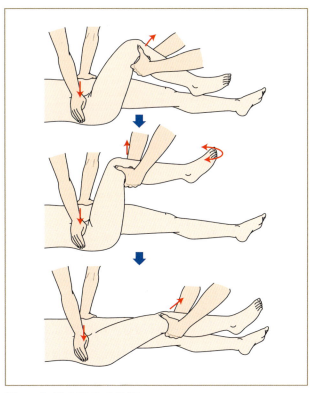

図10 ◆ 後方脱臼の整復

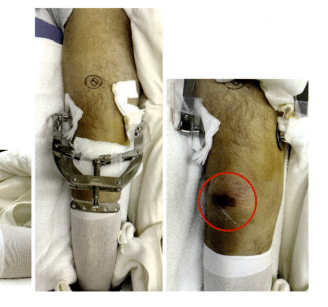

図11 ◆ 馬蹄による皮膚トラブル
鋼線の刺入位置が悪く馬蹄のサイズも小さかったために、膝蓋骨部に馬蹄が当たり続けて皮膚壊死を生じました。

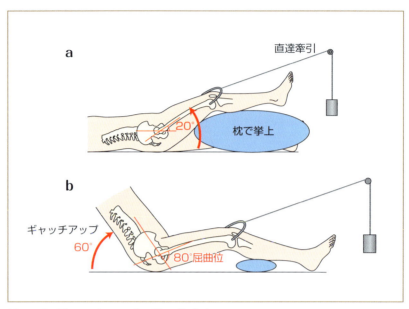

図12 ◆ ギャッチアップの際の注意点
a：直達牽引の状態では、体幹部が仰臥位でも股関節は20°ほど軽度屈曲位となっています。
b：体幹部を60°ギャッチアップすると股関節は80°屈曲位となり、後方再脱臼の危険性が高まります。

にも弾性ストッキングとフットポンプを装着します。

## 治　療

### ① 保存治療

　転位が2〜3mm以下である場合や、後壁骨片が小さい場合（20％未満）、主たる荷重面が保たれている場合には保存治療を行います。後壁骨折の不安定性をみるために、麻酔下にストレステストを行って判定することもあります。保存治療の適応となる骨折は基本的に直達牽引を行わず免荷で積極的な離床を行います。

### ② 手術療法（骨接合術）

　転位が2〜3mm以上ある場合、後壁骨片が大きい場合は手術適応となります。牽引しないと脱臼整復位が保持できない場合は基本的に手術適応です。寛骨臼骨折の手術は骨折手術のなかでも難易度が高く、骨盤の手術に習熟した医師が行うべき手術です（図13）。

術中の出血量も多く、万が一、術中血管損傷を生じた場合には血管修復や経カテーテル的動脈塞栓術（transcatheter arterial embolization：TAE）が必要となるため、術後ICU管理ができ、放射線科によるTAEや心臓血管外科の対応が可能な施設で行うことが望ましいと考えます。

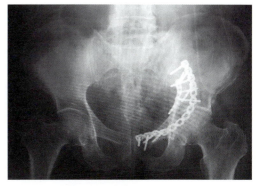

図13 ◆ 左両柱骨折術後

術後の牽引は行わず、早期離床リハビリテーションを行います。ギャッチアップは制限しませんが、患側への側臥位は骨折部を転位させる力がかかるため40°程度に制限します。後壁骨折では深屈曲＋内転＋内旋を同時に行うことは、骨折部への負荷が増大するので、しばらく禁止します。荷重は一般的に4～6週程度まで10kg程度とし、徐々に荷重を上げていきます。10～12週ごろ全荷重を許可します。術後のDVT予防も重要で、予防的抗凝固療法も行います。はじめて離床する際には、SpO₂低下や呼吸苦などの臨床所見がないかどうかチェックしながら行いましょう。筆者は術後整復位精査でCTを撮影する際に、造影CTでDVTおよび肺動脈塞栓症（pulmonary embolism：PE）の評価も行います。

## ③ 手術治療（人工股関節置換術）

受傷前から高度の変形性股関節症があったり、粉砕が強く関節面再建が不可能な場合や高齢者の場合など、人工股関節置換術が選択されることもあります（図14）。一期的に行われる場合や、骨癒合後に行われる場合があります。通常の人工股関節置換術よりカップの安定性が得られにくく難易度が高く、インプラントのゆるみも4～5倍と多いため、再置換術が必要となる率も高いと報告されています。

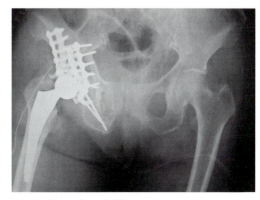

図14 ◆ 87歳、女性
前柱＋後方半横骨折に大腿骨頚部骨折を合併しており、後柱骨接合＋一期的人工股関節置換術施行。

# 骨盤輪骨折

## 病　態

　骨盤「輪」（＝リング）の破綻です。骨盤は仙骨と両側の寛骨でリング状になっていることは先ほど説明しました。このリングを形成する骨に骨折があり、かつ寛骨臼（股関節の臼蓋）に骨折がないものが骨盤輪骨折です（例外としてまれに骨盤輪骨折と寛骨臼骨折の合併はあります）。

　骨盤輪骨折の特徴は、<mark>死に至ることがある</mark>という点です。発生率は全骨折の1.2％[3]ですが、しばしば高エネルギー外傷に合併し、鈍的多発外傷患者の10～20％に合併していると報告されています。そして骨盤輪骨折を合併する多発外傷患者の死亡率は33％と高く[4]、急性期死亡の主原因は出血です。そのため、<mark>出血に対する評価と対応が初期診療では重要</mark>です。

　また、寛骨臼骨折と同様に、近年、高齢者の低エネルギー外傷による脆弱性骨盤輪骨折が増加しています。低エネルギーのため受傷後短時間に出血性ショックになることは少ないですが、抗凝固薬内服や疎な皮下組織によって皮下出血量が増えたりと、時間をかけて貧血が進行することがあるので注意が必要です。そのため、<mark>抗凝固薬を内服している高齢者は、出血性ショックを呈していなくても骨折の転位の有無にかかわらず24時間はモニタリングできる病棟で観察</mark>することが推奨されています[5]。

## 分　類

　外力が加わった方向によるYoung & Burgess分類は理解しやすい分類です（図15）。また、不安定性によるAO分類もよく使用されます（図16）。

## 初期治療

　前述したように大量出血からショックになり得る骨折であるため、ショックバイタルかどうかを迅速に判断しますが、<mark>若年者では30％を超える出血が生じるまでは低血圧や頻脈などのバイタルサイン変化がみられない</mark>ことがあるので注意が必要です。また、<mark>βブロッカーを内服している患者では頻脈にならない</mark>ことがあり注意が必要です。

　高エネルギー外傷によって他部位に重篤な損傷を合併している可能性も高く、搬送後すぐに外傷初期診療ガイドライン（JATEC™）に従い初期診療を行います。骨盤単純X線撮影で大量出血をともないやすい危険なタイプであるYoung & Burgess分類のAPC

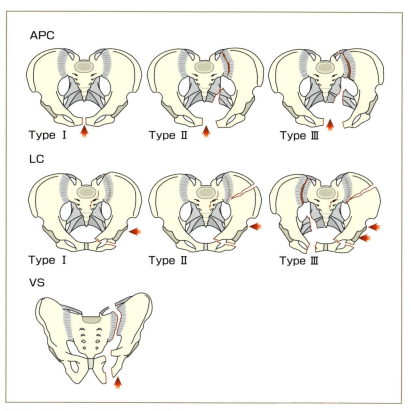

**図15 ◆ Young & Burgess 分類**
上段：前から後ろへ外力が加わり、恥骨結合が開き仙腸関節が開く前後圧迫型（anterior posterior compression：APC）。本が開くように見えることからopen bookタイプともよばれます。
中段：外側から外力が加わり、仙骨もしくは腸骨と恥骨が折れて内旋していく外側圧迫型（lateral compression：LC）。Type Ⅲは反対側の仙腸関節が開く方向に動きます。
下段：墜落などで下方向から突き上げるように外力が加わり、片側の骨盤が頭側へずれてしまった垂直剪断型（vertical shear：VS）。いちばん不安定性が強く、重篤な骨盤輪骨折です。

（anterior posterior compression）およびVS（vertical shear）[6]（AO分類のB1およびC1～3）と判断したら、==すぐに輸血の準備と出血への対応==を行う必要があります。

## 出血への対応

骨盤輪骨折にともなう主たる出血源として、①骨折部、②仙骨前方の静脈叢、③内腸骨動脈の枝が多いといわれています。動脈性出血をともなうものは10～15％と報告されていますが[7]、実際はもう少し多い印象です。

### 1. 骨折部の安定化

骨折部からの出血のコントロールには、骨折部の安定化が必要です。また、骨盤が安定

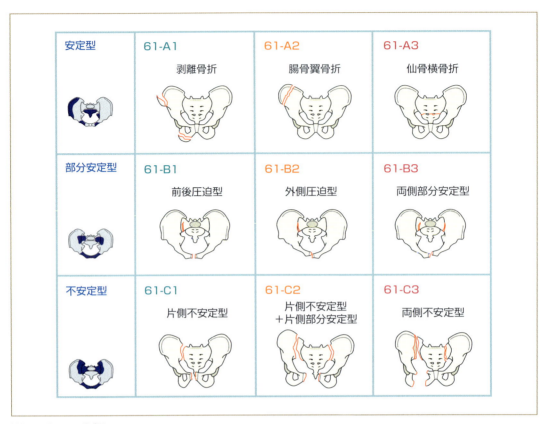

図16 ◆ AO分類
上段：リングが保たれている安定型（腸骨や坐骨の剥離骨折、腸骨翼骨折や仙骨横骨折のみの骨折）。
中段：横方向のみの不安定性で垂直方向へは安定している部分安定型損傷（Young & Burgess分類のAPCがB1、LCがB2、後方要素＝仙骨・仙腸関節腸骨後方の両サイドが損傷されているものがB3）。
下段：垂直方向に不安定性のある不安定型損傷（Young & Burgess分類のVS、片側のみVSがC1、片側はVSで片側はLCもしくはAPCのものがC2、両側ともVSがC3）

化すると後腹膜腔の容積が是正され、出血に対するタンポナーデ効果が期待できるとされています。まず、ペルビックバインダーとよばれる簡易外固定を行います。これはだれでも簡単・迅速に装着でき、固定性も創外固定と遜色ないとされています[8]。市販のものやシーツを用いて行い、ポイントは転子部の位置に巻くことと、膝周囲にもシーツを巻いて膝を閉じることです（腓骨神経麻痺に注意）（図17）。圧迫による皮膚トラブル回避のために24時間以上装着しないように、適宜創外固定へ変更します。後述するガーゼパッキングやTAEを行う前に創外固定へ変更することが多いです。創外固定は骨折部や最終内固定の皮切を考慮してhigh route/low routeが用いられます（図18）。VSでは垂直方向への転位整復のために創外固定に患側の直達牽引を追加します。

## 2. TAE（経カテーテル的動脈塞栓術）

　TAEは動脈性出血の止血に効果的な手技で、造影CTで動脈性出血が認められた際や、

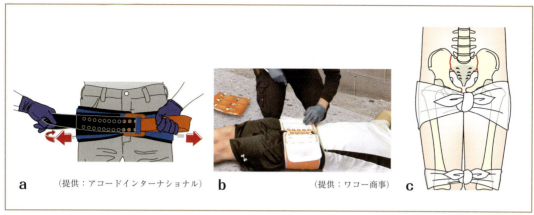

図17 ◆ サムスリング（a）、T-POD（b）、シーツ（c）
いずれも転子部と膝部に巻くのがポイントです。

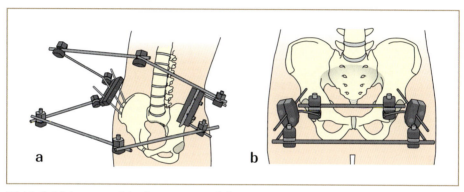

図18 ◆ high route（a）と low route（b）

ガーゼパッキング後も循環動態が安定しない場合に行われます（図19）。EASTガイドラインでは強く推奨されています[9]が、準備と手技に時間を要することが多いのが欠点です。合併症として刺入部トラブル、腎機能障害、殿筋壊死、脊髄虚血による知覚異常などが報告されています。

### 3. 骨盤ガーゼパッキング（図20）

パッキングとは、腹直筋を切開し、仙骨前面・膀胱脇・恥骨裏にガーゼを挿入して圧迫止血を行う手技で、骨折部や静脈叢および動脈の枝の出血に対し止血効果を発揮し、短時間で行えることが利点です。合併症として感染があり、感染率は6％と報告されています。患者の全身状態や合併損傷、施設の状況などによっていくつかの方法を組み合わせて施行することで、より効果を発揮できます。

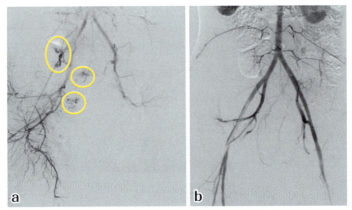

図19 ◆ 骨盤輪骨折にともなう動脈性出血の血管造影像
a：TAE 前（○：動脈性出血）、b：TAE 後（出血点がなくなっています）。

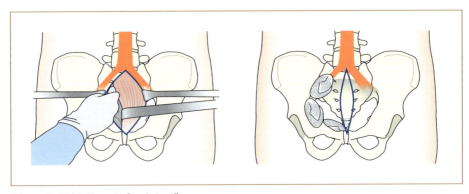

図20 ◆ 骨盤ガーゼパッキング

## 合併損傷

### 1. 開放創

　　開放性骨盤輪骨折は大量出血を引き起こすリスクが高いですが、会陰部や直腸、腟との交通は医師が見逃しやすいため、フォーレ挿入時には出血がないかどうかよく観察してください。直腸損傷や会陰部損傷があった場合には、便汚染による感染リスクを下げる[10]ために、早期に人工肛門造設を検討する必要があります。最終内固定を考慮して臍より頭側に作製することが望ましいとされています[11]。

### 2. 膀胱および尿道損傷

　　6〜15％に生じ、尿道損傷は男性に多いと報告されています。尿道損傷は尿道孔の出血で診断できることが多いですが、出血がない場合もあります。逆行性尿道造影やフォーレ挿入にともない不完全尿道損傷を完全損傷にしてしまうと重度の排尿機能障害が残ること

があり、骨盤輪骨折患者にフォーレを挿入する際には、尿道孔の出血の有無に十分注意してゆっくり愛護的に挿入し、少しでも抵抗があった場合にはそれ以上無理に挿入しないことが重要です。当院では、リスクの高い症例には泌尿器科医が膀胱鏡視下に直接観察して尿道損傷の診断およびフォーレ挿入を行っています。肉眼的血尿は膀胱損傷を疑う所見です。膀胱損傷は感染リスクがあり、前方の内固定時には注意が必要です。

## 3. 皮下剥脱創

骨盤周囲の広範囲皮下デグロービング損傷は morel-lavallée lesion（モレル ラバリー リージョン）とよばれ、同部に手術創を作製すると高率に感染などの創部トラブルが生じるため、皮下血腫が貯留していると感じた場合には医師に報告してください。

## 4. 神経損傷

仙骨翼上を通る第5腰神経や仙骨神経叢・大腿神経・坐骨神経・外側大腿皮神経の損傷の可能性があります。整復にともなう医原性損傷と区別するために、初診時にチェックしておきましょう。

# 治　療

## ❶ 保存治療

安定性が高い骨折は痛みに応じて離床を開始し、骨癒合に応じて荷重をアップさせます。

## ❷ 手術治療

不安定性が高い骨折では、全身状態が安定したら早期に創外固定から内固定へ変更し、早期離床リハビリテーションを行います。固定方法にはプレート、スクリュー、脊椎との固定などがあり（図21）、骨折型と骨折部位で使い分けます。寛骨臼骨折と同様にDVTやPEの予防および評価を行い、離床時には注意をします。LC typeでは外力が加わった方向に側臥位にすると再転位を起こすので、40°程度にとどめます。仙骨後方から内固定を行った場合に、仰臥位が続くと創部が圧迫されて創の壊死や離開を生じることがあるので、適宜体位変換と創部の観察が必要です（図22）。

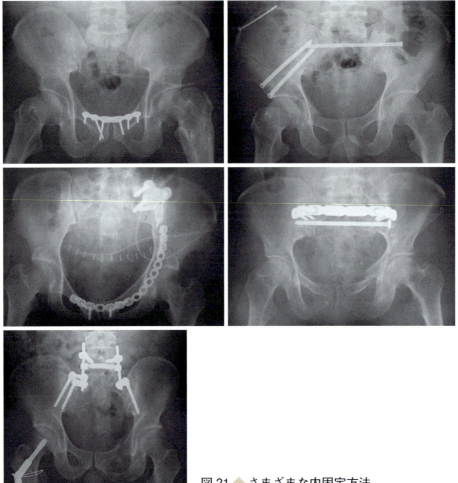

図21 ◆ さまざまな内固定方法

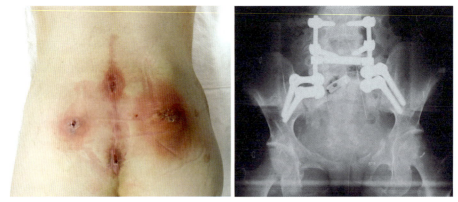

図22 ◆ 腰椎〜仙骨直上の皮切とスクリュー突出部にできた創離開および創感染

◆引用・参考文献

1 ) Mears, DC. et al. Displaced acetabular fractures managed operatively : indicators of outcome. Clin Orthop Relat Res. 407, 2003, 173-86.

2 ) Giannoudis, PV. et al. Operative treatment of displaced fractures of the acetabulum. A meta-analysis. J Bone Joint Surg Br. 87(1), 2005, 2-9.

3 ) Court-Brown, CM. et al. eds. Rockwood and Green's Fractures in Adults. 8th ed. Philadelphia, Lippincott Williams & Wilkins, 2014, 61.

4 ) Ruatti, S. et al. Which pelvic ring fractures are potentially lethal? Injury. 46(6), 2015, 1059-63.

5 ) Dietz, SO. et al. Haemorrhage in fragility fractures of the pelvis. Eur J Trauma Emerg Surg. 41(4), 2015, 363-7.

6 ) Costantini, TW. et al. Pelvic fracture pattern predicts the need for hemorrhage control intervention-Results of an AAST multi-institutional study. J Trauma Acute Care Surg. 82(6), 2017, 1030-8.

7 ) Huittinen, VM. et al. Postmortem angiography and dissection of the hypogastric artery in pelvic fractures. Surgery. 73(3), 1973, 454-62.

8 ) Prasarn, ML. et al. Comparison of external fixation versus the trauma pelvic orthotic device on unstable pelvic injuries : a cadaveric study of stability. J Trauma Acute Care Surg. 72(6), 2012, 1671-5.

9 ) Cullinane, DC. et al. Eastern Association for the Surgery of Trauma practice management guidelines for hemorrhage in pelvic fracture : update and systematic review. J Trauma. 71(6), 2011, 1850-68.

10) Grotz, MR. et al. Open pelvic fractures : epidemiology, current concepts of management and outcome. Injury. 36(1), 2005, 1-13.

11) Arvieux, C. et al. Current management of severe pelvic and perineal trauma. J Visc Surg. 149(4), 2012, e227-38.

# 2 多発骨折
―多発外傷に合併する四肢骨折にどのように対応するか―

新潟大学医歯学総合病院 高次救命災害治療センター助教 **普久原朝海**

以下の症例に対する2つの治療経過について考えてみましょう。

【症例】 18歳、男性、バイクで走行中にカーブを曲がり切れず対向車線にはみ出し、対向車とぶつかり受傷。大腿部が変形しているとのことで救急隊から搬送依頼がありました（図1）。

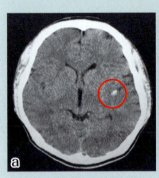
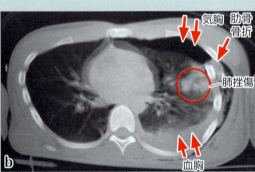
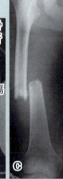

図1 ◆ 受傷部位詳細
a：脳挫傷、b：肺挫傷・血気胸、c：大腿骨骨折。

【シナリオ1】 2次病院であるメディカ病院の当直医は整形外科医Aでした。Aは看護師に「到着したらまず大腿骨のX線を撮影し、画像が画面で見られるようになったらよぶように」と言って当直室へ帰っていきました。患者は痛がって暴れて撮影に時間がかかりました。ようやく撮影が終わって救急外来に戻ってきたら患者がぐったりして顔色が悪くなり、$SpO_2$と意識レベルが低下しはじめました。あわててAをよびましたが、原因を精査しようとしているうちに心肺停止になり亡くなりました。

**【シナリオ2】** 3次病院であるメディカ総合病院救命センターに搬送された患者は、救命科医による外傷初期診療ガイドライン[1]に従った初期診療の結果、意識レベルの軽度低下と呼吸状態の異常が認められ、画像精査にて脳挫傷・左肋骨骨折と血気胸および肺挫傷・右大腿骨骨折が判明し、挿管および左胸腔ドレナージが施行されました。

　大腿骨骨折に対してコンサルトを受けた整形外科医Bは「全身状態が悪いようですし、骨折治療は急がないので、直達牽引を入れておきますね。全身状態が落ち着いて手術できるようになったらまたコンサルトしてください」と、直達牽引を施行し床上安静を指示しました。ICUにて全身管理が行われましたが、呼吸状態はなかなか改善しませんでした。1週間も経つと誤嚥性肺炎が生じました。整形外科医Bは「まったく。肺炎じゃ手術できないよ」と去っていきました。救命科医および看護師の集中治療管理が奏効し、ようやく肺炎が鎮静化し抜管も可能となりましたが、すでに受傷から3週が過ぎていました。整形外科医Bは「もう仮骨も出てきているし、今から髄内釘固定もたいへんなのでこのまま牽引を継続しましょう」と保存治療を選択しました。3カ月後、患者は松葉杖歩行可能となりましたが、右下肢は短縮と変形が残存し、膝もほとんど曲がらない状態でした。患者は「足をついて歩けますし、なによりもこんな大ケガをして生命が助かっただけでありがたいです。本当にありがとうございました」と感謝して退院していきました。整形外科医Bは「あれだけの大ケガじゃしょうがない。生命が優先だからね。下肢は最低限荷重さえできればOKだから」と看護師に説明しました。

## 多発外傷とは？

　==多発外傷とは、生命に危険を及ぼし得る外傷が2カ所以上にあるものと定義されます。==具体的には個々の外傷の重傷度を客観的に表す指標としてAIS（Abbreviated Injury Scale、**表1**）が用いられますが、AIS 3点以上のものが2カ所以上あると多発外傷となります。例えば、肺の外傷ですと血胸や気胸や肺挫傷があると3点となります。頭部外傷ですと脳挫傷や外傷性くも膜下出血（subarachnoid hemorrhage：SAH）があると3点、硬膜下血腫・硬膜外血腫・脳内血腫は4点となります。四肢および骨盤では、大腿骨骨折が

**表1 ◆ AIS コーディング**

| スコア（点） | 重症度 |
|---|---|
| 1 | 軽症 |
| 2 | 中等症 |
| 3 | 重症 |
| 4 | 厳しい |
| 5 | 臨界状態 |
| 6 | 治療対象にならないくらい致命的 |

整形外科看護 2018 春季増刊 **231**

あれば3点、その他の四肢と骨盤では閉鎖で転位がなければ2点、開放または粉砕または転位がある骨折は3点になります。後腹膜大量血腫をともなう骨盤骨折ですと4点になります。冒頭の症例は脳挫傷3点・血気胸および肺挫傷3点・大腿骨骨折3点で、3点が2カ所以上ありますから多発外傷となります。

## preventable trauma death（防ぎえた外傷死）とは？

　AISでそれぞれの外傷が点数化され、そこから重傷度（injury severity score：ISS）が判明します。重傷度から予測救命率（図2）が算出されますが、救命率が50～100％と高いにもかかわらず亡くなった症例（予測外死亡）を検証した結果、適切な初期対応がされていれば助かったであろうという判断がされたものが ==preventable trauma death（防ぎえた外傷死、PTD）== です。アメリカで1960年代にこのことが問題視されはじめ、外傷による死亡者のうち26～51％がPTDだと判明しました。そこで外傷センターや初期診療ガイドラインなどの外傷治療システムが整備された結果、1980年代には0.9～21％にまで減少しました。さて、日本はどうだと思いますか？ 2002年重傷外傷治療を専門に行っている全国125の救命センターの調査結果では、なんと ==40％弱がPTDであるということが判明し、大きな地域間格差・病院間格差が判明== しました[2]。

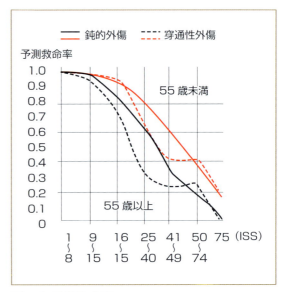

図2 ● 予測救命率

## 高エネルギー外傷患者が搬送されたら？

　さて、シナリオ1ではなぜ患者が死んでしまったのでしょうか？　仕方がなかったことでしょうか？　いいえ、これはPTDですね。

　多発外傷は高エネルギー外傷によって生じます。一見大丈夫そうに見えても、高エネルギー外傷が疑われる患者が搬送されてきた際に重要なことは、==生命に危険を及ぼす重篤な損傷を、「短時間」に「簡便な診察および検査」で「評価」、「発見」、「治療」する== ことです。具体的には気道・呼吸・循環・脳神経を評価します。詳しくは ==外傷初期看護ガイドライン（JNTEC™）== [3]を参照してください。

搬送直後にガイドラインに沿った初期診療が施行されていれば、シナリオ2のように救命可能であったでしょう。

## もう1つのPTD：preventable trauma disability（防ぎえた機能障害）

見た目にわかりやすい四肢の開放骨折から診察を開始するのではなく、隠れている生命に危険を及ぼす損傷をまずは評価する重要性はおわかりになったと思います。そして「救命」が「救肢」よりも優先されることはだれもが理解できることです。ではシナリオ2のように高度の機能障害が残るのは仕方がないのでしょうか？

われわれ整形外傷医がよく用いるもう1つのPTDが preventable trauma disability（防ぎえた機能障害）です。多発外傷は短時間に高度な判断と技術が必要になる専門的領域で、かつ各科が連携してチーム医療を行う必要があります。よりよいチーム医療がよりよい社会復帰につながります。そのため、治療する整形外科医も骨折だけを診るのではなく、患者の全身状態を把握しながら各科と連携をとって治療を行う必要があります。すなわち、外傷治療に長けた整形外傷医が望まれます。整形外傷医の目線でシナリオ2を治療すると以下のようになります。

---

**【シナリオ3】** 大腿骨骨折に対してコンサルトを受けた整形外傷医Cは「大腿骨骨折にともなう出血のコントロールとICUでの全身管理を行うために、骨折部の安定化が必要です。しかし、髄内釘を行うには呼吸状態が悪すぎます。damage control orthopedic が必要です」と、大腿骨の創外固定を施行しました。創外固定によって骨折部からの出血がコントロールされ循環動態が安定、疼痛が軽減しギャッチアップおよび体位変換が可能となり無気肺が予防され、その結果、呼吸状態が早期に安定化しました。受傷から5日後、整形外傷医Cは安全に髄内釘固定が可能な状態になったと判断し、内固定を施行しました。内固定翌日から患者は全荷重が許可され、離床リハビリテーションが開始されました。3カ月後、患者は独歩で整形外科外来に来院し、仕事復帰が許可されました。10カ月後の診察時、骨癒合・脚長差なし・関節可動域は正常・疼痛なし・走ることも可能でした（図3）。

---

## 救命が終わってからではなく救命も救肢も並行して行う！：early total care（ETC）と damage control orthopedics（DCO）

重傷外傷では出血コントロールをいかに迅速に行うかが重要です。それは骨折でも同様です。大腿骨骨折では1,000 mLの出血を起こすといわれているように、骨折でも出血性

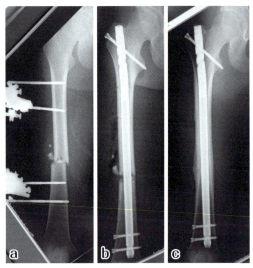

表2 ◆ DCOを考慮する状態

- deadly triad（凝固異常、アシドーシス、低体温）
- 重傷胸部外傷〔両側肺挫傷やP/F（$PaO_2$比/$FiO_2$比）比＜200 など〕
- 重傷頭部外傷（GCS＜9）
- 重傷腹部骨盤外傷＋出血性ショック
- Lactate＞2.5 mmol/L
- 3時間を超える予定手術時間
- 手術で大量出血が予想されるとき
- 血小板数＜95,000
- 低体温（32℃以下）　　など

（文献6より引用）

図3 ◆ 大腿骨の治療経過
a：受傷当日創外固定、b：受傷後5日髄内釘固定、
c：受傷後10カ月骨癒合。

ショックの原因になり得るからです。また、全身状態の改善には集中治療が必要ですが、四肢の骨折によって体位変換は制限され、そのままでは十分な集中治療ができません。1989年にアメリカのBoneは「多発外傷患者の大腿骨骨折に対して固定が遅れると、呼吸状態の悪化・ICU滞在期間および入院期間の長期化を引き起こす」と報告し[4]1994年に「多発外傷患者の四肢長管骨を即時内固定することで死亡率を低下させる」と報告しました[5]。これが即時内固定（early total care：ETC）の概念です。一方で、1993年にドイツのPapeが「胸部外傷を合併する大腿骨骨幹部骨折患者に即時髄内釘固定は呼吸状態悪化を引き起こす」と報告し[6]、2002年に「創外固定で待機して二期的に内固定を行ったほうがよい」と報告しました[7]。これがdamage control orthopedic（DCO）の概念です。

　現在では四肢骨に対して多発外傷患者で全身状態が安定していればETC、全身状態が不安定な患者にはDCOを選択するのが一般的です。DCOを選択したほうがよい全身状態として、Papeは表2[6]のような状態を挙げています。また、全身状態が非常に不安定ではないが、安定しているとはいいがたい、いわゆるグレーゾーンの患者に対し四肢の骨折のなかでも大腿骨を優先的に24時間以内に内固定する考え方が提唱され始めてきました[8]。共通していることは、多発外傷患者の四肢骨折は必要十分な固定が必要だということです。直達牽引に固定力はありません（内固定もしくは創外固定を早期に施行することが決まっており、それまでのごく短期間の待機のために直達牽引を施行することはあります）。

## DCOの実際

DCOでは短時間に低侵襲での手技が求められます。そこで登場するのが創外固定です。創外固定は経皮的にハーフピンを刺入し、体外でバーを組み合わせて骨折部を固定する方法です。直接骨をコントロールすることができる点でギプスなどの外固定よりも安定化が得られます。創外固定を用いることで、短時間・低侵襲に出血コントロールを行うことができ、骨折部が安定化することでギャッチアップや体位変換が可能になり、無気肺や肺炎などの予防につながり、呼吸状態の早期改善につながり、最終内固定が早期に行えるようになります（図4、5）。最終内固定が早いほど離床リハビリテーションを早期から行うことができ、機能障害が減り社会復帰が早くなります。受傷5～10日後が全身の炎症反応が落ち着きやすい時期であり、内固定へ変更するのに理想的なタイミングといわれています。

筆者がドイツの外傷センターに留学中に聞いた印象深い言葉が「ICUで全身管理をできる状態にしてから入室させなくてはならない」でした。すなわち、呼吸や循環に対してよりよい環境をつくることが重要ということです。ですので、多発外傷患者では医師に確

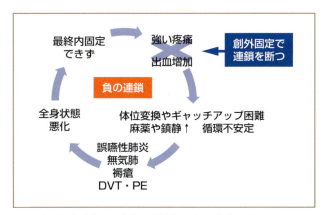

図4 ◆ 多発外傷は「全身状態の安定化」がキーワード

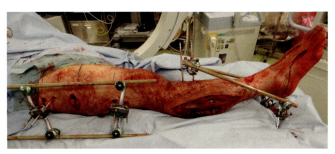

図5 ◆ 多発外傷患者に対し、DCOとして大腿骨・下腿骨に創外固定を施行した症例

認して、==状態が許すのであれば仰臥位安静ではなく積極的にギャッチアップや体位変換を していただき、早期内固定のタイミングを「各科医師と看護師のチーム医療」でつくり出 してほしい==と思います。

◆引用・参考文献

1）日本外傷学会，日本救急医学会監. 外傷初期診療ガイドライン JATEC™. 改訂第5版. 東京，へる す出版，2016，344p.

2）大友康裕ほか. 重症外傷搬送先医療施設選定には，受け入れ病院の診療の質評価が必須である：厚 生科学研究「救命救急センターにおける重症外傷患者への対応の充実に向けた研究」の結果報告. 日 本外傷学会雑誌. 16（4），2002，319-23.

3）日本救急看護学会監，日本臨床救急医学会編集協力. 外傷初期看護ガイドライン JNTEC™. 改訂第 3版. 東京，へるす出版，2014，352p.

4）Bone, LB. et al. Early versus delayed stabilization of femoral fractures. A prospective randomized study. J Bone Joint Surg Am. 71（3）. 1989, 336-40.

5）Bone, LB. et al. Mortality in multiple trauma patients with fractures. J Trauma. 37（2）, 1994, 262-4.

6）Pape, HC. et al. Primary intramedullary femur fixation in multiple trauma patients with associated lung contusion--a cause of posttraumatic ARDS?. J Trauma. 34（4）, 1993, 540-7.

7）Pape HC. et al. Changes in the management of femoral shaft fractures in polytrauma patients： from early total care to damage control orthopedic surgery. J Trauma. 53（3）, 2002, 452-61.

8）Nahm, NJ. et al. Early appropriate care：definitive stabilization of femoral fractures within 24 hours of injury is safe in most patients with multiple injuries. J Trauma. 71（1）, 2011, 175-85.

# 3 開放骨折

新潟大学医歯学総合病院 高次救命災害治療センター助教 **普久原朝海**

## 病　態

　開放骨折とは、「骨折」部が外界に「開放」されている骨折のことです。すなわち、骨折部付近に生じた軟部組織の損傷のために骨折部と外界が交通している状態であり、外界の異物や細菌が混入されている可能性が高く、==感染リスクが高い==ことが通常の骨折と異なります。また、周囲の軟部組織損傷の範囲や程度によって感染リスクが変わってきますが、その見極めがむずかしく、内固定のタイミングや軟部組織再建の方法を間違えれば感染から切断に至るリスクも高まります。そのため、==骨折治療のエキスパートが扱うべき骨折==といえます。

　図1のように明らかに骨折部が皮膚から突出している場合もあれば、図2のように骨折部と交通しているかわかりにくい場合もあります。

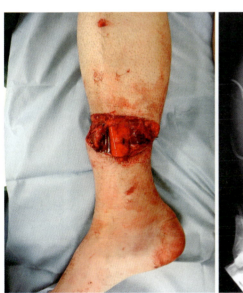
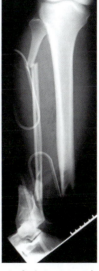
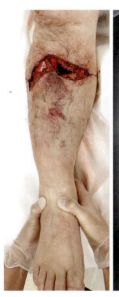
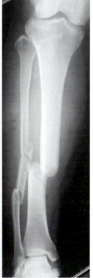

図1 ◆ 右下腿開放骨折（骨折部が皮膚から突出している）　　図2 ◆ 右下腿開放骨折（開放創が骨折部と異なる場所にあるが皮下は剝脱され交通している）

整形外科看護 2018 春季増刊　**237**

## 分類

軟部組織損傷の程度によって分類された Gustilo-Anderson 分類（表1）がよく使われます[1]。搬送時の状況で分類の予想はしますが、最終的には初期治療でデブリドマンを行って評価した後に分類が決定されます。**グレードが上がるにしたがって感染率も高く**なります[2]。軟部組織と骨の損傷程度をより詳細に表記できる OTA-OFC（AO 分類）もあり、治療方針の決定に有用と報告されています。

表1 ◆ Gustilo-Anderson 分類

| Gustilo Ⅰ | | 単純骨折＋汚染のない1cm未満の創。感染率2% |
|---|---|---|
| Gustilo Ⅱ | | 単純骨折＋皮弁状の創や剥脱創をともなわない1cm以上の創。感染率2〜7%（図3） |
| Gustilo Ⅲ | | 以下のいずれか1つを含むものは Gustilo Ⅲ に分類されます。創の大きさは関係しません。<br>・高エネルギー外傷による広範囲の軟部組織損傷。ひどい挫滅も含まれます<br>・分節骨折や粉砕骨折や骨欠損を生じているもの<br>・農作業での受傷など創部汚染が強いもの<br>・血管損傷をともなうもの<br>Gustilo Ⅲ は内容によって以下の3つに分類されます |
| | ⅢA | 軟部組織の損傷や欠損があっても骨折部が血流のある軟部組織で十分被覆できるもの。感染率7% |
| | ⅢB | 広範囲の軟部組織の損傷や欠損と骨膜の剥脱をともない、骨折部の被覆に局所皮弁や遊離皮弁を要するもの、もしくは汚染のひどいもの。感染率10〜50%（図4） |
| | ⅢC | 再建が必要な動脈損傷をともなうもの。軟部組織損傷の程度は問わない。感染率25〜50%（図5） |

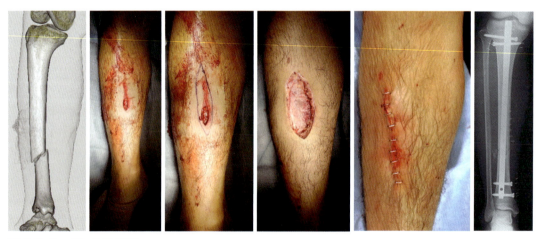

図3 ◆ Gustilo Ⅱ の症例
デブリドマン後の開放創が1cm以上ありますが骨折型はシンプルで、余裕をもって閉創可能です。即時髄内釘固定を施行しました。

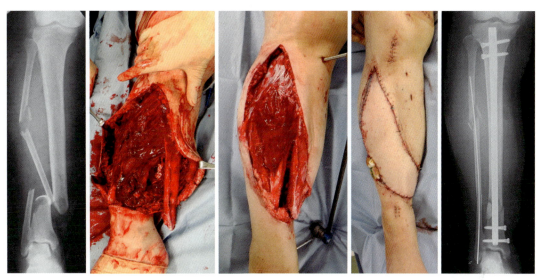

**図4 ◆ Gustilo ⅢBの症例**
広範囲の剥脱創で、骨折部が軟部組織で被覆できません。創外固定とし後日遊離皮弁で再建および髄内釘固定。

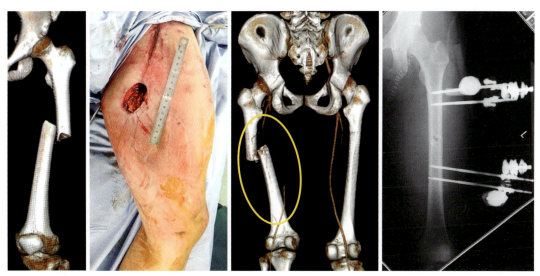

**図5 ◆ Gustilo ⅢCの症例**
一見、開放創は小さいが足部の動脈拍動に左右差があり、血管造影CTを後方から見ると、左浅大腿動脈の広い範囲（◯）で血流が途絶していることがわかります。緊急手術にて内膜損傷部を切除し、血栓除去および静脈にて血管再建術と創外固定を施行しました。後日、髄内釘固定を行いました。

## 救急外来での初期治療

### 1. 全身状態のチェック

　　派手な開放創に目を奪われて、すぐに創部のチェックにいきがちですが、開放骨折を生

じるほどの高エネルギー外傷ですから、まずはバイタルサインを確認し、JATEC™ の初期診療手順に則って、生命を脅かすような外傷がないことを確認しましょう。

## 2. 汚染の程度が推測できる情報を見落とさない！

さて、患者に切迫した生命の危機がないと判断されたら、創部の観察です。破れていないズボンや靴下の下にある開放骨折は、短パンを履いて砂浜で受傷した開放骨折よりも汚染が軽度であることは想像できますね。同様に、乾いたアスファルトの上で受傷した開放骨折よりも、用水路に転落した開放骨折の場合のほうが高度の汚染が予想されるでしょう。さらに、海水にさらされたのか、淡水にさらされたのか、土壌汚染がひどいのかなどの情報は、抗菌薬の選択にも影響します。衣服による被覆の有無や、汚染水への曝露や土壌汚染の有無などは、ER での初期治療において収集しておきたい重要な情報ですが、医師はつい忘れがちです。救急隊や目撃者からの情報をメモしたり、搬入後服を切る前にチェックする癖をつけておくとよいと思います。

## 3. 創部を何度も観察しない！

救急外来に医者が来るたびに開放創のガーゼをはがすことは、創部をメチシリン耐性黄色ブドウ球菌（methicillin-resistant *Staphylococcus aureus*：MRSA）などの院内細菌へ曝露する危険を増やします[3]。また、不安定な骨折部を動かすことは、さらなる軟部組織損傷を引き起こします。しかしながら、開放骨折の状態を治療チーム全員が把握することは重要なことです。最初に創部の写真を撮っておけば、創を何度も開けることなく創部状態が共有できます。ぜひ医師が創部を開けた際には「写真をとりますか？」と一声かけてください。写真を撮ったら、明らかな異物や高度の汚染で簡単に取れるものは取り除きます。被覆した後は外固定を行います。

## 4. 早めの抗菌薬投与

薬剤アレルギーの有無をチェックしたら早めの抗菌薬投与が推奨されます。2016 年の「術後感染予防抗菌薬適正使用のための実践ガイドライン」[4] では、Gustilo Ⅰ およびⅡではセファゾリン、Gustilo Ⅲ ではセファゾリン＋ゲンタマイシンが推奨されています。施設によってはアモキシシリン / クラブラン酸カリウムやタゾバクタム / ピペラシリンを用いるところもあります。土壌汚染が強い場合にはクロストリジウム属などの嫌気性菌をカバーするためにスルバクタム / アンピシリンが推奨されています。

## 5. 神経血管損傷のチェック

とくに血管損傷をともなっている場合には一刻も早い血流再開が必要となり、超緊急手術となります。末梢の動脈が触知できても左右差がある場合は血管損傷の可能性があるので注意が必要です。末梢の動脈を触れる際には左右同時に行い、おかしいなと思ったら医師に伝えましょう。阻血時間を短くするために救急外来で切断端同士をチューブで

バイパスしたり、健側の動脈を穿刺して阻血になった患肢の動脈に血液をバイパスする temporary vascular shunt（テンポラリー バスキュラー シャント）を行う場合もあります[5]。

## 6. コンパートメント症候群のチェック

軟部組織損傷が強いということは、その後の強い腫脹が予想されます。しばらく挟まれた状態だった場合にはとくに注意が必要です。開放骨折で筋膜が破れているからコンパートメント症候群にならないということはありません[6]。**進行する自発痛や知覚異常および緊満を感じたら医師に報告**しましょう。

## 7. 骨折部の評価

X線やCTにて骨折部の評価を行います。血管損傷をともなっている場合には、時間短縮のためにCTを省略することもあります。CTでは軟部組織損傷の程度も推測できます。

## 手術室での治療

洗浄・デブリドマンおよび創部の評価を手術室で行います。局所麻酔下のデブリドマンでは深部に入った異物は取り除くことができないので、しっかりとした麻酔下に行う必要があります。あまり大きくはない開放創なのに、骨折部に服の繊維が付着していたということはよく経験します（図6）。デブリドマン後の状況に応じて一期的に閉創したり開放創のままとする場合があります。軟部組織の処置が終了したら、骨に対する処置を行います。多くの場合、損傷された軟部組織の状況や骨折型に応じて創外固定もしくは内固定を行います。

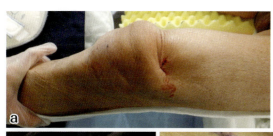
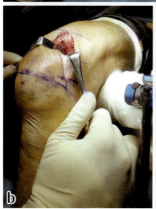
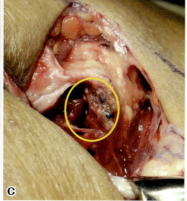
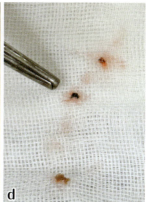

**図6 ◆ 左大腿骨顆上開放骨折**
a：1cmほどの開放創で骨折部が食い込んでいます。
b：周囲をデブリドマンします。
c：骨折部に服の繊維が付着していました（○）。
d：摘出された服の繊維。

## 手術室から病棟帰室後

術後の注意点として以下の点が挙げられます。

### 1. コンパートメント症候群

一般的に患肢の強い腫脹とそれにともなう強い疼痛・しびれが重要なサインです。しかし、術後は麻酔の影響でこれらが判断できない場合があります。そのため、頻回な観察が必要となります。緊満感の増強や新たな水疱の出現などは要注意ですので、医師に報告しましょう。

### 2. 創部出血

開放創からの出血が多い場合はバイタルサインの変化に気を付けましょう。開放創に陰圧閉鎖療法（negative pressure wound therapy：NPWT）を施行している場合は、陰圧によって出血が増えることがあります。陰圧を弱めたり中止したりする必要もあります。早めに医師に報告しましょう。

### 3. 創外固定の管理

創外固定を装着している際に、図7aのように患肢挙上できるようにバーを組んで帰室してくることがあります（通称"やぐらいらず"）。枕による患肢挙上に比べて腓腹部が圧迫されないため、静脈還流が障害されにくく、腫脹の早期消退によいだろうという考えです。「患肢挙上が外傷の基本」と枕の上に"やぐらいらず"のついた創外固定を乗せるとグラグラして不安定になりますし（図7b）、腓腹部を持ち上げるように枕を入れてしまうと腓腹部を圧迫してしまいます（図7c）。"やぐらいらず"がついている場合にはそのままでよいのです。

### 4. 感染

創部周囲の熱感、腫脹、発赤が急性感染の特徴です。浸出液の増加もみられます。早めに医師に報告しましょう。

### 5. 深部静脈血栓症と肺血栓塞栓症

患側も可能なかぎり予防法を行いますが、物理的に不可能な場合も多々あります。初回離床時は肺血栓塞栓症を引き起こす可能性があるので、呼吸状態や酸素飽和度をよく確認し、疑わしい場合はすぐに医師に報告しましょう。

## 最終治療

損傷程度が軽度の場合、初回デブリドマン時に閉創と内固定を行い、治療を完結させることもあります。損傷程度が高度の場合には、創外固定として待機します。術後の抗菌薬予防投与は48〜72時間が推奨されています[4]。創部の壊死が疑われたり感染が疑われる場合にはだらだらと長期間抗菌薬を用いるのではなく、早めに創部の追加デブリドマンを行います。

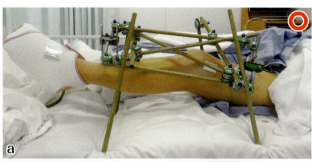
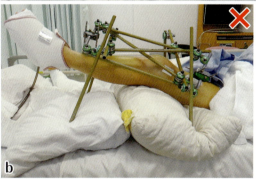
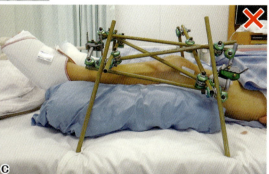

**図7 ◆ やぐらいらず**
a：やぐらいらずの状態。
b：すでに挙上済みなのに、さらに枕で挙上して不安定にしてしまっている例。
c：腓腹部を圧迫してしまっている例。

　受傷直後にははっきりしなかった損傷が時間の経過とともに明らかになることもあり、そのような場合には48時間前後で再度手術室に行き、創部の観察と追加デブリドマンを繰り返し行います（セカンドルック）。軟部組織の再建を1週間以内に行えると感染リスクが上昇しないと報告されています[7]。軟部組織再建と同時に内固定を行うこともありますし、リング型創外固定に変更する場合もあります。

◆引用・参考文献

1) Gustilo, RB. et al. The management of open fractures. J Bone Joint Surg Am. 72(2), 1990, 299-304.
2) Jordan, DJ. et al. The ortho-plastic approach to soft tissue management in trauma. Open Orthop J. 8, 2014, 399-408.
3) Volgas DA, et al. Manual of Soft-Tissue Management in Orthopaedic Trauma. Stuttgart, Thieme Medical Publishers, 2012, 81.
4) 公益社団法人日本化学療法学会/一般社団法人日本外科感染症学会．術後感染予防抗菌薬適正使用のための実践ガイドライン．日本化学療法学会雑誌．64(2), 2016.
5) 森井北斗ほか．Temporary vascular shunt を用いた阻血性四肢外傷の治療経験．整形・災害外科．59(2), 2016, 235-8.
6) Blick, SS. et al. Compartment syndrome in open tibial fractures. J Bone Joint Surg Am. 68(9), 1986, 1348-53.
7) D'Alleyrand, JC. et al. Is time to flap coverage an independent predictor of flap complication? Presented at 2010 OTA Annual Meeting, October 13-6. Baltimore, MD, 2010.

# 第 **8** 章

# 骨折の合併症 予防と対応法

| 1 | コンパートメント症候群・フォルクマン拘縮 | 246 |
|---|---|---|
| 2 | ギプス障害 | 250 |
| 3 | 神経麻痺・神経損傷 | 254 |
| 4 | 動脈損傷 | 258 |
| 5 | 深部静脈血栓症 | 263 |
| 6 | 関節拘縮 | 268 |
| 7 | 疼痛・複合性局所疼痛症候群 | 271 |
| 8 | 感染/骨髄炎 | 276 |
| 9 | 偽関節/遷延癒合 | 281 |

# 1 コンパートメント症候群・フォルクマン拘縮

長崎大学病院 外傷センター准教授　**宮本俊之**

## 概　要

　筋肉は骨や筋膜などで囲まれています（図1a）。その囲まれた筋群を区画（コンパートメント）といい、骨折などが原因で筋肉が腫脹すると区画内圧が上昇します（図1b）。圧が上昇しすぎると区画内にある血管・神経や筋肉が圧迫され循環障害のため筋肉が壊死し、神経麻痺をきたします（図2）。この病態をコンパートメント症候群といいます。とくに前腕に発症したものをVolkmann（フォルクマン）拘縮といい、子どもの上腕骨顆上骨折での発症が多く報告されています。見逃すと大きな障害を残す可能性があり、整形外科領域で緊急処置が必要な病態で、すぐに医師を呼びに行かなければなりません。

　コンパートメント症候群の特徴として5Pサイン（pain：疼痛、pallor：蒼白、paresthesia：知覚鈍麻、paralysis：麻痺、pulselessness：脈拍消失）が挙げられますが、もっとも早期の症状は疼痛です。骨折にともなって発症すると思われがちですが、打撲や熱傷、長時間の圧迫などによっても発症します。通常量の鎮痛薬を使っているのに極端に痛がっている場合には、コンパートメント症候群を頭に浮かび上がらせるのが診断の最初のステップとなるので、本稿で知識を整理してください。

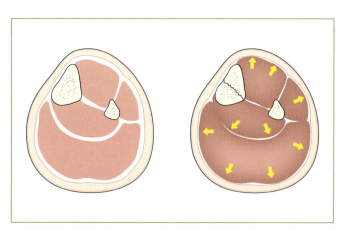

図1 ◆ 正常な下腿の筋区画（a）とコンパートメント症候群となった筋区画（b）

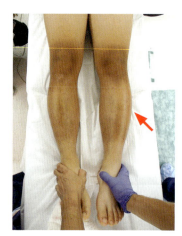

図2 ◆ コンパートメント症候群となって搬送された患者
左下腿が腫れて光沢があるのが確認できます。

## 発生させないための予防法

**骨折の場合**には、関節の脱臼や骨折部の転位が大きいと血管や神経が正常の位置から引っ張られた状態（図3）にあり、**コンパートメント症候群をきたしやすくなる**と考えられます。そのため脱臼は整復し、骨折部の転位はできるだけ小さいほうがよいのですが、シーネ固定やギプスではそれが不可能な場合があります。そのような場合には手術を行い、創外固定を行う必要があります。しかし、創外固定を行ったからといって安心はできません。コンパートメント症候群は受傷直後から発症する場合もありますが、手術で**創外固定を行い脱臼を整復した後にも発症する**ことが知られており、つねに疑いをもつことが大切です。

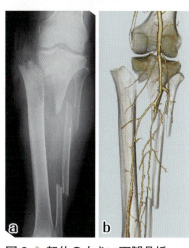

**図3 ◆ 転位の大きい下腿骨折**
X線（a）では骨折部のずれだけに目がいきますが、造影CT（b）で下腿の血管が牽引されていることがわかります。本症例では血管損傷はありませんでしたが、膝窩動脈損傷をきたす可能性のある骨折型です。

### ナースの予防ポイント

一般的に外傷後には腫脹改善のため患部を圧迫・挙上するRICE処置などが行われますが、コンパートメント症候群を疑っている場合、患肢挙上は循環障害を助長する可能性があり推奨されません。枕や架台で患肢を挙上することは避けましょう。

## もし発生したらの対応法

コンパートメント症候群が発症したら、**6時間以内に減張切開という筋膜を開いて筋区画内圧を逃す手術が必要**となります（図4）。時間が経過するほど筋肉や神経障害は増悪するので緊急手術が必要であり、早期の診断が大切です。看護師が最初に発見する可能性が高く、次に述べる臨床症状がヒントになります。

ベッドサイドで診察すると、**健側と比べ四肢が硬くなり腫れて光沢をおびてきます。**包

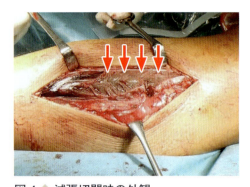

図4 ◆ 減張切開時の外観
本症例は発症から8時間以上経過しており、筋壊死（筋の色調不良、→）を認めました。

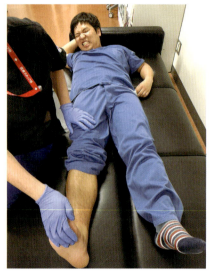

図5 ◆ パッシブストレッチテスト
患側の足趾を検者が背屈させ、疼痛が誘発されると陽性です。

帯やギプス固定されている場合には視診、触診がむずかしいので、そのようなときに下肢ならば足趾を動かし（**パッシブストレッチテスト**、図5）、痛みが誘発されればすみやかに医師に報告しましょう。当院では、外傷後で四肢が腫れて硬くなり、パッシブストレッチテストで陽性であればそれ以上の検査はほとんどせずに手術室に直行するプロトコルになっています。

## ナースの 対 応 ポイント

いちばんのポイントは、看護師・医師にコンパートメント症候群というキーワードを思い起こさせることです。診断が遅延した典型的なエピソードを紹介します。

> **看護師**　「下腿骨折で本日入院されたＡさんが痛がっています」
> **医　師**　「指示どおりの鎮痛処置をお願いします」
> **看護師**　「20分前に行いましたが、まだ改善しないようです」
> **医　師**　「追加で○○○を注射して1時間は様子をみてください」
> **看護師**　「はい、わかりました」
>
> 　　　　　　　　　　　　……1時間後……
>
> **看護師**　「Ａさんはまだ痛みがとれないようです」
> **医　師**　「………」

ここで医師がベッドサイドで診察すればよいのですが、なかなかコンパートメント症候群が頭に浮かび上がらなければ診察は遅れます。夜中だとなおさらです。

そこで看護師からコンパートメント症候群を思い起こさせる報告をします。

> **看護師**　「至急診察してほしい患者さんがいます。下腿骨折で本日入院されたＡさんですが、下腿が腫脹し硬く、足趾を動かすと激痛が走るようです。コンパートメント症候群が疑われますので至急病棟に来てください」
> **医　師**　「すぐ行きます」

ここまで報告して走っていかない医師に対応してもらうのは諦めて、別の医師をよびましょう。コンパートメント症候群は早期に診断し減張切開すれば重篤な合併症は残しません。疑って、診断し、報告するポイントを頭に入れて、いざというときに備えましょう。

# 2 ギプス障害

長崎大学病院 外傷センター准教授　**宮本俊之**

## 概　要

　**骨折の保存治療の代表的な方法**がギプス固定です。以前は石膏が用いられていましたが、近年はファイバーグラスもしくはプラスチック製が一般的です。

　骨折部を整復した状態で基本的には2関節をまたぐように全周性に巻き付けるため、固定力が強い反面（図1a）、シーネ固定（図1b）に比べると重篤な合併症を起こす可能性があります。代表的なものとしては、固定直後には血流障害や神経麻痺をきたし、これらは前項で記載した**コンパートメント症候群と同じ症状**を呈します。**長期的には皮膚掻痒**や**褥瘡**などをきたす可能性があるので、症状をはっきりと訴えることができない幼児や高齢者においては経過を慎重に見守らなければなりません。

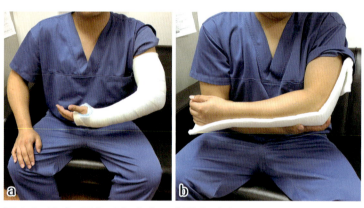

**図1** ◆ ギプス固定（a）とシーネ固定（b）

## 発生させないための予防法

　子どもの肘周囲骨折などに対して、転位がなかったり、良好な整復ができた場合にはギプス固定を行いますが、直後に腫れが強くなり血行障害をきたすことがあります。とくに上腕骨顆上骨折（図2a）の典型的な骨折では、肘を屈曲すると骨折部が安定するので、90°以上に肘を屈曲し固定されている場合があります。しかし、上腕動脈は肘の前方にあり、この血流が障害されるとVolkmann拘縮をきたすため、**90°以上での固定は推奨されていません**（図2b）。**ケガ直後はできるだけ安静**にし、肘などでは三角巾で固定するようにし、下肢では腫脹改善のため脚を下げておくことを防ぐようにしなければなりません。

　予防策として、固定力で劣りますが直後はシーネ固定を行い、腫れが改善してからギプスに巻き変える方法もあります（図2c）。いずれにしろ、安静の指導は徹底したほうがよいです。

　そして**早期にギプス障害を診断する方法を指導する**のが次の予防法です。早期に対応できればなんの障害も残しませんが、見逃すと重大な障害を残します。

　循環障害は皮膚の色調の変化や鎮痛薬の内服でも改善しない疼痛がサインで、神経障害はしびれや知覚障害、運動障害がないか患者や家族に指導します。もしあればすみやかに病院を受診するように説明します。

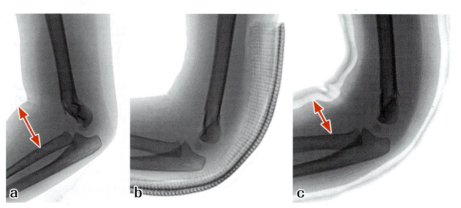

**図2 ◆ 上腕骨顆上骨折**
a：受傷時X線写真。⬌は前腕の腫脹を示します。
b：整復術直後。著明な腫脹のため、肘関節90°以下でシーネ固定を行っています。
c：受傷後1週間。腫脹が改善し、ギプス固定へと変更。前腕の腫脹が改善していることが⬌の長さから見てとれます。

## ナースの予防ポイント

　安静指示はもちろんですが、痛みに関して敏感になりましょう。「骨折したから痛いのは当たり前」と思い込んでいる患者・家族が多いようですが、「痛み止めを内服しても少しも変わらないですか？」という質問をつねにしましょう。鎮痛薬の効果がなければ医師の診察をすみやかに受けるように伝えましょう。皮膚の色調の変化は判断がむずかしいことが多く、補助診断としましょう。

　神経麻痺については、ジャンケンをしようと伝え、グー・チョキ・パーができるかどうかチェックしましょう（図3）。グーは正中神経、チョキは尺骨神経、そしてパーは橈骨神経の障害診断の目安となります。「ギプス固定直後にできていたことができなくなった場合には、すみやかに受診してください」と伝えましょう。

　これらのコツを指導するのが最大の予防ポイントとなります。

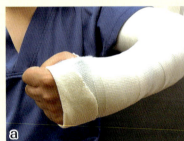 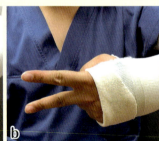 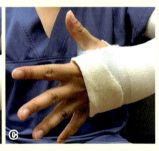

図3 ◆ 上肢の神経麻痺の簡易診断
a：グーは正中神経（指を曲げる）、b：チョキは尺骨神経（指を広げる）、c：パーは橈骨神経（指を伸ばす）の障害診断の目安となります。

## もし発生したらの対応法

これらの予防を行ってもギプス障害が発生した場合の対応は1つしかありません。ギプスの固定力を弱めることです。方法としては、==ギプスを除去してシーネ固定へと変更する==か、==ギプスに割を入れる==かです。予防的にギプスに割を入れる医師もいますが、割はプラスチック部分のみならず下巻きまで入れなければ真に圧迫をとることはできないので注意が必要です（図4）。これらの処置を緊急で行った後にX線撮影を行い、骨折部が転位していないかを再確認します。

ここで骨折部が転位していれば保存治療は困難で手術治療が必要となる場合があり、このことは事前に患者や家族に説明しておく必要があります。

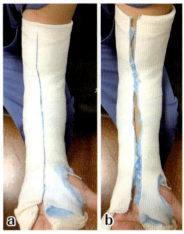

図4 ◆ ギプスの割入れ
a：ギプスのプラスチック部には割が入っていますが、下巻きまでは解放されていません（不十分な割）。
b：適切な割が入ると皮膚が確認でき、圧迫が解除されます。

### ナースの対応ポイント

ギプス障害を訴えてよばれた場合には、
①痛みの質（鎮痛薬内服で効果がないかどうか？）
②神経麻痺の有無（グー・チョキ・パーができるか？）
の2点を問診して、その結果を医師にすみやかに報告しましょう。きっとあわてて駆けつけてくれるはずです。

# 3 神経麻痺・神経損傷

奈良県立医科大学 救急医学講座講師 **前川尚宣**

## 概要

神経の損傷によって神経麻痺が生じます。その損傷形態としては、鋭的・挫滅切断、牽引、圧迫などが挙げられます。とくに骨折にともなう神経麻痺は、**骨折部での断裂と骨折部の転位にともなう牽引や圧迫（図1）によって生じることが多い**です。また、骨折手術に関連するものとしては、術中の筋鉤などによる牽引・圧迫、骨折部への嵌頓などが挙げられます。

このほか、スピードトラック牽引や術中の体位保持器具[1]や弾性ストッキングなどによる圧迫[2]、長時間の駆血帯の圧迫などが挙げられます。ほかにもコンパートメント症候群によって生じる神経障害がありますが、これについては第8章1（p246）で紹介されていることから割愛します。

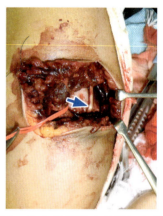

**図1 ◆ 上腕骨顆上骨折に合併した橈骨神経麻痺例**
手術時に展開すると、骨折部で橈骨神経の圧迫が確認できました（→）。

## 早期診断のためには

手術例では麻酔方法などによって術後早期に発見できないことがあります（腰椎麻酔や伝達麻酔の場合）。このため、まず**どのような麻酔で手術を行っているかを確認しておき、麻酔の影響がなくなるおおよその時間についても知っておくとよい**です。麻酔によって麻痺が生じている場合には、診断は麻酔の影響がなくなったときに行います。

### 1. 知覚のチェック

知覚の評価を行う際にはデルマトームを知っておく必要があり、部位を正確に評価することで神経の障害部位の診断が可能です。図2、3に手部と足部の神経支配領域のシェーマを示します。

### 2. 運動の評価

関節を動かしてもらうように指示して自動運動を確認するほか、負荷をかけた運動が可能かどうかなど、筋力もチェックします。

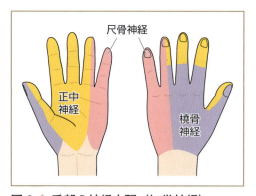
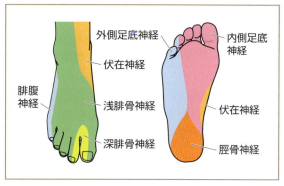

図2 ◆ 手部の神経支配（知覚神経）
橈骨神経・正中神経・尺骨神経の神経支配領域はおおむねこのような範囲です。

図3 ◆ 足部の知覚神経支配領域

## 3. 肢位をみる

橈骨神経麻痺の下垂手、尺骨神経麻痺の鷲手、正中神経麻痺の猿手などのように、とくに上肢では運動神経麻痺をきたした際に特徴ある肢位を呈します。また、下肢の腓骨神経麻痺では尖足を生じます。

## 4. Tinel徴候

Tinel徴候とは、神経がダメージを受けた部分の直上を軽くたたくことで末梢に放散痛が生じることをいいます。損傷部位の診断の方法の1つです。

# 代表的な神経麻痺

## 1. 橈骨神経麻痺

上腕骨骨幹部骨折などの上腕骨折では、手背部のしびれ、手関節の背屈困難、手指の伸展制限が出現します（図4）。一方で、肘関節周辺では運動神経である後骨間神経と橈骨神経浅枝が分岐することから、運動障害と知覚障害が分かれてみられることがあることも覚えておく必要があります。

後骨間神経が障害された場合には下垂指になります（手首の背屈は可能ですが、手指の付け根の関節の伸展ができなくなります。しかし、知覚の異常はありません）。

## 2. 正中神経麻痺

上腕骨顆上骨折の転位によって生じることが多く、正中神経領域、すなわち母指から環指橈側でおもに掌側のしびれや疼痛を訴えることで

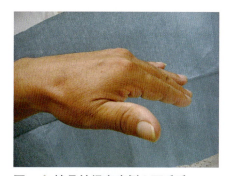

図4 ◆ 橈骨神経麻痺例の下垂手
手関節背屈・手指伸展が困難です。

> **コラム**
>
> ### 橈骨神経浅枝の損傷に気を付けよう
>
> 手関節橈側を走行する橈側皮静脈周辺を橈骨神経浅枝が走行します（図5）。
>
> 橈側皮静脈は比較的太く静脈路として穿刺されることがありますが、この際に橈骨神経浅枝を損傷する危険性があることを認識しておく必要があります。①なるべく手関節周辺の橈側皮静脈ではなく肘部周辺で太い静脈を見つけ、②太い静脈がない場合は前腕の加温、把握運動、前腕の下垂によって静脈を怒張させ、③針刺入時に神経の緊張を強くせず、④注射針を刺入したときに患者にしびれや電撃痛が走った場合はただちに採血を中止し、再び同部位に注射針を刺入することを避ける、などの一般的な穿刺時の注意点を遵守する必要があります。
>
>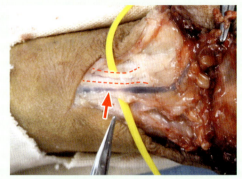
>
> 図5 ◆ 橈骨神経浅枝（→）と橈側皮静脈（---の間）
> このように、両者は接するように手関節部を走行しています。

気付かれます。橈骨遠位端骨折では、骨折部の転位が残ったままで骨癒合することによって遅発性に発生することがあります。この際には、知覚障害に加えて母指球筋の萎縮によって母指対立動作や掌側外転が障害されるとperfect O（OKサイン）ができなくなります。これにともない、つまみ動作やボタンかけ、箸使いや書字などの困難をきたすといった運動麻痺が発生します。

## 3. 尺骨神経麻痺

尺骨神経麻痺では、手の掌側で環指尺側と小指の範囲の知覚が鈍く、指の内外転制限や環小指のかぎ爪（claw）変形をみます。Fromentサイン（両手の母指と示指で紙をつまみ、反対方向に引っ張るときに母指の第1関節が曲がれば陽性）が陽性になれば診断がつきます。上腕骨顆部骨折では、骨折にともなう圧迫や変形癒合によって外反変形をきたした際に生じることもあります。

## 4. 腓骨神経麻痺

腓骨神経は腓骨などの末梢を背側より前方に向かい、腓骨を乗り越えるように走行します（図6）。腓骨神経はその走行上、橈骨神経と並んで損傷を受けやすい神経の1つであり、下肢神経損傷の約60%にのぼるとされます。

腓骨神経麻痺は閉鎖性損傷が多く、睡眠時の圧迫、不良肢位圧迫、ギプス圧迫などによって長時間圧迫された場合に発生しやすく、実際には医原性麻痺を入れればさらに高い発生率ではないかと考えられます[3]。骨折治療においては、ギプス固定、弾性ストッキン

グによる圧迫、手術待機中や術中に腓骨など周辺が圧迫されることによって腓骨神経麻痺を生じるため、日ごろから確認しておく必要があります。

症状としては足関節の自動背屈が困難になり足部は下垂（下垂足）を呈します。圧迫によって生じた際には足背部での知覚鈍麻、腓骨頭周辺で圧痛とTinel徴候（足部への放散痛）が認められます。

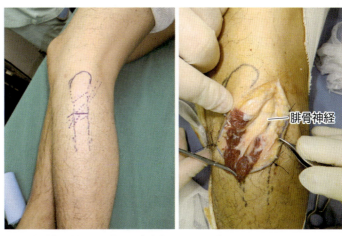

図6 ◆ 腓骨神経の走行（外表と展開例）
本症例では同部位での癒着を疑い展開しました。

## 発生させないための予防法と対応法

骨折においては、骨折部の安定化をすることは二次損傷を防ぐという意味でも非常に有用です。最終内固定までの待機期間では、ギプスやシーネなどでの固定も行われることもありますが、この際にいちばん気を付ける必要があるのが固定材料や包帯、弾性ストッキングなど圧迫による神経麻痺です。圧迫が起こりやすいといわれる腓骨頭周辺で腓骨神経の圧迫を避けるためには、外旋位を避けることや圧迫に注意することが必要です。予防には定期的に肢位のチェックを行い、神経症状を患者に確認することが重要です。

発生した場合には、神経の連続性がある場合は数カ月～半年程度で麻痺は改善するとされていますが、この間は関節拘縮の予防のために理学療法を継続することが重要です。また、良肢位での保持や機能障害を最小限とするために装具療法を行います。改善傾向が乏しい場合には、神経の損傷部周辺で周囲組織と神経を剥離する手術（神経剥離術）、運動障害が著しい場合には腱移行術（腱をつなぎかえる手術）を行い、機能回復を図ります。連続性が絶たれた状態（断裂例）では、神経縫合または神経移植術を行います。

◆引用・参考文献

1）西山純一．手術体位による合併症―末梢神経障害を中心に―．日本臨床麻酔学会誌．37(2), 2017, 201-9.
2）今町憲貴ほか．弾性ストッキングにより生じた圧迫性神経障害．日本ペインクリニック学会誌．12(4), 2005, 393-5.
3）池田純ほか．絞扼性神経障害．MB Orthopaedics. 27(10), 2014, 103-8.

# 4 動脈損傷

奈良県立医科大学 救急医学講座講師　**前川尚宜**

## 概　要

　骨折にともなう血管損傷の頻度は決して高いものではありませんが、その<mark>治療の遅延は四肢の壊死や切断、阻血にともなう筋や神経の障害など重篤な機能障害を引き起こします。</mark>上肢は側副路が多く虚血に強いといわれ、下腿は損傷動脈が1本でも足部循環が良好なら経過観察できることが多いです。しかし膝窩動脈レベルより中枢の損傷では側副路による良好な血行が期待できず、切断率は33〜100％とされ、86％が診断の遅れのために切断となったという報告[1,2]もあることから、患肢の機能温存のためには迅速な血行再建を要します。

　血管損傷の形態としては、図1に示すようなものがあります。四肢骨折に合併する血管損傷は、完全断裂、不全断裂、内膜剥離、屈曲・圧迫など損傷形態は多彩です[3]。もちろん開放骨折のみで起こるものでもなく、脛骨近位部骨折のように閉鎖骨折（図2）、閉鎖性脱臼でも起こる可能性があります（図3）。手術時の損傷の可能性や急性閉塞（図4）も否定できないことから、術後も慎重に経過観察をしておく必要があります。

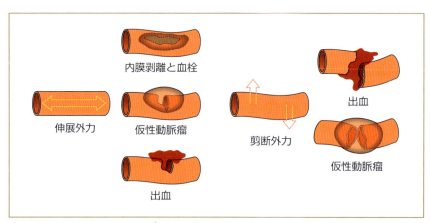

**図1 ◆ 血管損傷の形態**　　　　　　　　　　　　　　　　（文献3より改変）

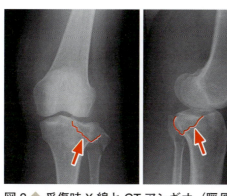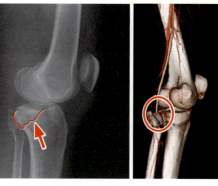

図2 ◆ 受傷時X線とCTアンギオ（脛骨近位部骨折例）
この症例は閉鎖骨折の症例です。CTアンギオにて骨折部での膝窩動脈の途絶を認めます。

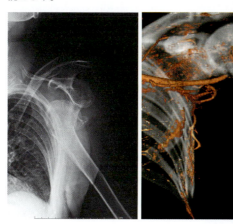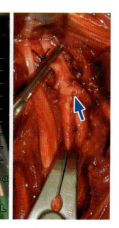

図3 ◆ 肩関節脱臼をともなった上腕骨頚部骨折
脱臼を整復しましたが手指の冷感があり、橈骨動脈が微弱でした。手術では、上腕動脈の分枝の分岐部に動脈の損傷（→）を認め修復しました。

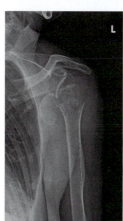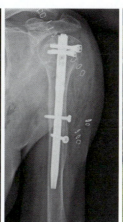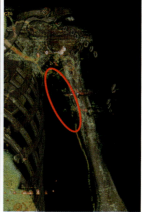

図4 ◆ 上腕骨折術後急性閉塞例
術後6時間で橈骨動脈触知困難・手指冷感をみました。CTアンギオでは上腕動脈の造影欠損（○）を認めました。

## 早期診断の重要性

動脈損傷をともなった骨折では、血管損傷の治療が再建の第一関門です。受傷後6時間にいかに再血行化させるかということです。温阻血時間が6時間を過ぎる場合には、Lange[4]は一次切断の適応であると報告しています。患肢温存のためには早期の診断、早期に適切な施設への転院、早期治療が重要です。一方、診断が遅れ治療が遅れるとその末梢の筋壊死をきたし、著しい機能障害が生じます（図5）。機能障害を少なく四肢を温存するには、動脈損傷は早期に発見することが重要です。

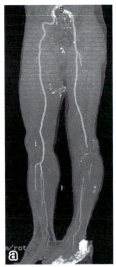
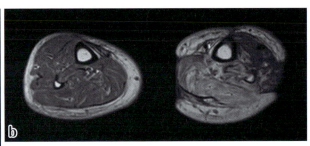

**図5 ◆ 脛骨近位部開放骨折例**
a：CTアンギオで側副路があると判断され、再還流まで644分かかっていました。術後2年で尖足拘縮となり著しい機能障害があります。
b：術後2年のMRIで、下腿筋群は信号変化を認め変性しています。

## 症状は？ ―ハードサインを認識する―

大量出血をきたし出血性ショックに至ることもあることから、まずは全身の評価、バイタルサインのチェックが必要です。活動性のある出血に対しては、駆血帯の装着などの処置を行います。

動脈損傷の早期診断においてはハードサイン（hard sign）[5]を認識しておくことが重要です。

①拍動性出血
②急速に増大する血腫
③血管雑音の聴取・触知
④阻血の5(6)徴候〔疼痛、蒼白、知覚異常、運動麻痺、脈拍消失、（冷感）〕

これらのハードサインのうち1つあるいは2つあれば血管損傷を疑うべきです。

一方、ハードサインに対してソフトサインといわれる、①受傷現場や搬送中の大量出

血、②主要血管近傍の損傷、③血管に隣接する神経損傷所見の存在、④動脈上の血腫、⑤末梢拍動の減弱がみられる際の血管損傷の可能性は3〜25％といわれています。これらがみられる際には、全例CTアンギオなどの画像検索を行い、早期に診断し治療にかかる必要があります。

## 早期診断のためにするべきこと！

　従来から手指や足趾のcapillary refilling（毛細血管再充満時間）の評価や主要血管の脈拍の触診やドプラ聴診器での脈拍聴取などが行われますが、いずれも主観的評価です。このなかでも<mark>脈拍の触知が可能かどうかという点</mark>が重要であり、側副血行を聴取している可能性があることから、ドプラ聴診器で脈拍が聴取されたとしても安心してはいけません。

　客観的評価として行われるABI（ankle-brachial index）とは、血圧計を用いて足関節と上腕部の収縮期血圧を測定して足関節／上腕収縮期圧の比率（上肢の場合は健側比）を計算し、その値が0.9未満の場合には血管損傷を疑います（感度87％、特異度97％）[6]。

　患部より末梢にパルスオキシメーターをつけ、その波形を見る（図6）ことは、どの施設でも容易に行えるでしょう。入院時、手術待機時、術直前、術後などに患部の末梢の手指や足趾で$SpO_2$を測定し、①測定値、②波形を呈するかどうか、③パルスを認めるかを確認しておきます。これらのうち、とくに波形を見ることが重要です[7]。

　近年では、血管超音波検査は流速評価なども可能であり、損傷部位の評価も可能であることなどから血管損傷の診断においては有用なツールですが、習熟を要します。

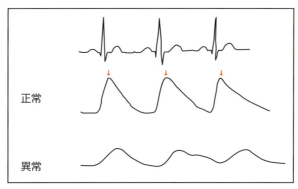

図6 ◆ 膝窩動脈損傷例の$SpO_2$波形
異常の場合は波形が描出されず計測困難です。

## 早期診断のための心得

　動脈損傷の多くは受傷時に発生していることから、==いかに早く発見するかが観察のポイント==です。予防法に関してはないと思われますが、とくに==移動時などに骨折部を安定化しておくことは二次障害を予防するうえで必要==です。

　動脈損傷の多くは外傷時に発生しますが、入院後経過中や術後経過中に遅れて症状が出ることもあります。そのため、最初に所見がないからといって安心してはいけません。==「動脈損傷はあるかもしれない！」と疑ってみることが診断においては重要==です。

　適宜、手指の色調、末梢動脈の触知、SpO$_2$モニタリングなどを行い経過を観察し、疑われた際には早急に治療可能な施設への転院も含めて対応する必要があることを忘れてはいけません。

◆引用・参考文献

1 ) Green, NE. et al. Vascular injuries associated with dislocation of the knee.J Bone Joint Surg Am. 59(2), 1977, 236-9.

2 ) Stayner, LR. et al. Historic perspectives of treatment algorithms in knee dislocation. Clin Sports Med. 19(3), 2000, 399-413.

3 ) 石田詔治. "出血の処置". 外傷救急. 杉本正編. 東京, メジカルビュー社, 1989, 58-9.

4 ) Lange, RH. Limb reconstruction versus amputation decision making in massive lower extremity trauma. Clin Orthop Relat Res. 243, 1989, 92-9.

5 ) Halvorson, JJ. et al. Vascular injury associated with extremity trauma : initial diagnosis and management. J Am Acad Orthop Surg. 19(8), 2011, 495-504.

6 ) 高橋信行ほか. 血管損傷を伴う大腿骨骨幹部骨折の検討. 北海道整形外科外傷研究会会誌. 24, 2008, 81-6.

7 ) 前川尚宜. 主要動脈損傷を合併した四肢骨折治療─より早期の再灌流を目指して. 関節外科. 35(6), 2016, 614-22.

# 5 深部静脈血栓症

岡山赤十字病院 整形外科副部長 **土井 武**

## 概　要

　深部静脈血栓症（deep vein thrombosis：DVT）は骨折の合併症として決してまれなものではなく、時に致死的な病態にもなりえます。しかし、予防によって発症率は下げられることがわかっており、高リスク患者に対しては積極的な介入が行われるようになってきました。新薬の開発で比較的安全な予防・治療の効果も認められていますが、100％の予防はいまだに不可能です。症候性肺血栓塞栓症（pulmonary thromboembolism：PTE）には特異的な症状は少ないため、そうかもしれないと疑うことが診断への第一歩となります。発生した際の対応もあらかじめ決めておくことが、死亡事故予防において大切なことです。

## 定　義

　下肢の静脈は、皮下を走行する表在静脈と筋膜下を走行する深部静脈に分けられ、貫通枝で交通しています。DVTとは深部静脈内に血栓を生じる病態で、ヒラメ筋静脈に多いといわれています。DVTのなかでも膝窩部より遠位にできるものを遠位型、近位にできるものを近位型とよび、近位型はPTEのリスクが高いといわれ、注意が必要です。

　DVTから浮遊した血栓が肺動脈に塞栓する病態をPTEといいます。造影CT検査などでPTEと診断されても症状を有さないものもあり、臨床では症候性PTEと無症候性PTEに分けて考えます。

　また、DVTとPTEを合わせて静脈血栓塞栓症（venous thromboembolism：VTE）と呼びます。

## 疫学とガイドラインのパラダイムシフト

　2013年の日本麻酔科学会による調査結果報告では、2009年から2011年までの周術期PTE発症率は0.0275％（10万人当たり約27人）でした[1]。2004年にDVT/PTE予防に関する診療報酬改訂やさまざまなガイドラインが策定されたことを境に発症率が低下しており、予防対策が有効であることを示しています。多変量解析でも手術部位別でも、股関節を含む四肢の手術は周術期PTE発症率の相対危険度が11.2（頭頚部／咽喉頭を1とし

た場合）と高いです。

　いろいろな予防策、医療従事者や患者の教育などによって発症率は下げることができましたが、ゼロにすることは不可能であり、<mark>十分なインフォームドコンセントが必要</mark>です。そのため、ガイドラインのもととなった ACCP（アメリカ胸部医学会）ガイドラインや AAOS（アメリカ整形外科学会）ガイドラインも、DVT や無症候性 PTE を予防するのではなく患者の利益を優先させることを目的に、症候性 PTE や致死性 PTE または予防にともなう重篤な出血合併症を予防するガイドラインへパラダイムシフトしており、日本でも 2017 年に日本整形外科学会から新たな症候性静脈血栓塞栓症予防ガイドラインが発行されました[2]。

## 骨折患者におけるリスクファクター

　<mark>VTE のリスクファクターは、①血流のうっ滞、②凝固能亢進、③血管壁損傷からなる Virchow の三徴が有名です。</mark>骨折患者においては、長期臥床、脊髄損傷などの麻痺、ギプス固定などによる血流のうっ滞、骨折部や軟部組織障害による出血にともない、止血、凝固能亢進、また手術や外傷自体による血管壁の損傷のため VTE 発症率を上昇させます。また、先天的凝固能異常や経口避妊薬内服による後天的な異常もリスクファクターです。

　後述する薬物治療による予防を行わない場合、大腿骨近位部骨折患者の DVT 発症率は 13 ～ 34％と報告されています[3]。

## 症候性 PTE の症状

　Virchow の三徴は受傷直後から起こっているため、人工股関節全置換術（total hip arthroplasty：THA）や人工膝関節全置換術（total knee arthroplasty：TKA）などの予定手術と異なり、術前待機期間でも PTE が発症することがあります。しかし、圧倒的に術後発症が多く、とくに<mark>初回離床時には注意が必要</mark>です。症候性 PTE のもっとも重篤な症状は心肺停止であり、蘇生と同時に心筋梗塞などとの鑑別を行う必要があります。意識下の症状は呼吸困難、胸痛、失神、咳嗽、喘鳴、冷汗、動悸の順に多いとされていますが、術後の場合には特異的な所見とはみなしにくいです。診断の近道は、VTE のリスクが高いと思われる患者の認識と、「PTE かもしれない」と、まず疑う気持ちが必要です。

# 発生させないための予防法

## VTE の診断と予防

　バイタルサインが安定しているときには造影 CT や超音波検査による血栓の証明によって診断されます。いわゆるショックの場合には、① $SpO_2$ モニターでの酸素飽和度低下、②心電図、心エコーでの右室負荷所見から症候性 PTE による循環虚脱を疑うしかありません。

## 理学的予防

　予防には、理学的予防と薬物的予防があります。前者はコストがかからず合併症のリスクも低いというメリットがあり、術後の早期離床と早期歩行が推奨されています。しかし、ただ単に離床して（させて）車椅子に長時間座っているだけでは下腿は低い位置にとどまっており、静脈還流が低下するので予防としては効果はありません（DVT は以前はエコノミークラス症候群とよばれ、長時間飛行機内で座位をとっていたために発症したとされていました）。立位・座位を繰り返して早期に歩行させることが大切です。臥床せざるをえない患者には足関節の自動運動を行うよう促します。

　弾性ストッキングを着用することで、表在静脈を圧迫し、深部静脈の血流速度を増加させ血栓を予防します。装着するときのポイントは、①適切なサイズのストッキングを選択し、②シワができたりゆるんだりしないように装着することです。膝下までのストッキングと大腿までのストッキングがありますが、両者の予防効果の違いは明らかではありません。閉塞性動脈硬化症の患者にはストッキング使用は控えます。

　間欠的空気圧迫装置は、出血のリスクが高く薬物治療が行えない患者に推奨されます。ただし、すでに DVT がある場合には PTE を誘発する可能性があるため使用できません。DVT があるかどうか不明の場合には、使用に関するリスクについての説明を行っておく必要があります。骨折の場合には受傷後早期からの使用が望ましいです。

## 薬物的予防

　経口内服薬ではワルファリンは唯一の抗凝固薬として長年使用されてきましたが、薬効の個人差や食べ物、併用薬との相互作用がありモニタリングが必要でした。近年、新しい経口抗凝固薬が開発され、大出血などの合併症に対する安全性が認められてきました。現在国内で保険適応のある経口抗凝固薬（NOAC）は4種類で、ダビガトラン（プラザキサ®）、リバーロキサバン（イグザレルト®）、アピキサバン（エリキュース®）、エドキサバ

表1 ◆ 国内で使用可能な経口抗凝固薬（2018年2月現在）

| 商品名 | | プラザキサ® | イグザレルト® | エリキュース® | リクシアナ® |
|---|---|---|---|---|---|
| 成分名 | | ダビガトラン | リバーロキサバン | アピキサバン | エドキサバン |
| 作用機序 | | トロンビン阻害 | Xa阻害 | Xa阻害 | Xa阻害 |
| 適応 | DVT予防 | × | × | × | ○（整形外科下肢手術*） |
| | DVT治療 | × | ○ | ○ | ○ |
| 用法 | | — | 発症後3週間は1回15mg、1日2回、その後15mg、1日1回 | 1回10mg、1日2回を7日間投与、その後1回5mgを1日2回 | 30mg、1日1回 |
| 腎機能別の用量 | | | Ccr<30mL/分；禁忌 | Ccr<30mL/分；禁忌 | Ccr<30mL/分；禁忌 30≦Ccr<50；15mg、1日1回 |

＊：TKA、THA、股関節手術

ン（リクシアナ®）です。保険適応に違いがあり、ダビガトランは心房細動患者における虚血性脳卒中の発症抑制のみであり、DVTには適応は認められていません。残りの3種類についてはDVT治療薬として適応が認められており、エドキサバンのみDVT予防薬として適応が認められています。腎機能障害のある患者やP糖タンパク阻害作用を有する薬剤を内服している場合には出血のリスクが高くなることが知られており、適応や用量に十分注意するべきです。また、追加適応されることもあり、適宜情報のアップデートも必要です（表1）。

注射薬ではXa阻害薬（凝固第X因子阻害薬）であるフォンダパリヌクス（アリクストラ®）と低分子ヘパリンであるエノキサパリン（クレキサン®）がDVT予防薬として承認されています。いずれも出血のリスクとVTE予防のベネフィットを考慮する必要があります。

## 未然に死亡事故を防ぐために病棟でできること

PTEは「急激に発症し、生命を左右する疾患で、特異的な初期症状に乏しく早期診断がむずかしい疾患」であることをつねに認識しておくことが大切です。しかし、すべての患者を同じように注意しておくことはむずかしいので、転倒・転落のリスク評価と同じように各患者のDVTリスク評価が必要となります。それには患者自身のリスクや手術時期なども考慮に入れる必要があります。つまり、術前にも発症することがあり、手術だけがリスクを上昇させるのではなく骨折自体がリスクであると知っておくべきです。また、

いかなる対処も100%の予防にはなりえないことを認識して医療従事者と患者がリスクを共有する、例えば症候性PTEの症状や病態を説明するパンフレットを作成するなどし、疑う症状があれば医療従事者に伝えるように指導するといった患者参加型の教育も一助になります。

## もし発生したらの対応法

医療従事者は症状があれば積極的に検査（下肢静脈エコーや造影CT）を行います。死亡事故となったケースは、初発症状があったにもかかわらずDVTを積極的に疑わず看過していたことに原因があることが多いため、原因が不明の呼吸困難、胸痛、頻脈、頻呼吸、血圧低下などを認めた場合は、DVTを疑い、早期検査、早期診断につなげましょう。

症候性PTEが強く疑われる場合はただちにヘパリン5,000単位静脈内投与するといった病棟内の取り決めを日ごろから行っておくと、急な場合にも早く対応できます。

その後は循環器内科などの治療チームへ相談しますが、院内で十分な治療ができない場合には院外へ相談、転院できるように連携体制を構築しておくことも重要です。

◆引用・参考文献
1）瀬尾憲正ほか編. 周術期深部静脈血栓／肺血栓塞栓症. 東京, 克誠堂出版, 2013, 264p.
2）日本整形外科学会診療ガイドライン委員会ほか編. 症候性静脈血栓塞栓症予防ガイドライン2017. 東京, 南江堂, 2017, 98p.
3）日本骨折治療学会深部静脈血栓症・肺血栓塞栓症調査検討委員会編. 骨折に伴う静脈血栓塞栓症エビデンスブック. 東京, 全日本病院出版会, 2010, 133p.
4）日本医療安全調査機構編. 医療事故の再発防止に向けた提言第2号　急性肺血栓塞栓症に係る死亡事例の分析. 東京, 日本医療安全調査機構, 2017. https://www.medsafe.or.jp/uploads/uploads/files/teigen-02.pdf（2018年3月参照）

# 6 関節拘縮

岡山赤十字病院 整形外科副部長 土井 武

## 概要

関節拘縮（joint contracture）は軟部組織が原因で生じる関節可動域制限であり、関節機能障害を引き起こします。外傷や骨折によって生じるものには予防可能なものと不可能なものがあります。Volkmann拘縮や下腿コンパートメント症候群後の拘縮は、症状の早期発見によって未然に防ぐことが可能な場合もあるため、症状の特徴をよく知り、診察する技術を身に付けておく必要があります。

## 関節拘縮とは

関節機能を評価する項目としては、関節可動域、関節弛緩性、関節不安定性などが挙げられます。上肢の関節は機能性が、下肢の関節は荷重に耐えられることが重要となります。いずれの関節も痛みなく十分な範囲をしっかりと動くことで機能しているといえます。

なんらかの原因で関節運動が制限された状態を関節拘縮といいます。また、例えば屈曲した状態で拘縮をきたせば屈曲拘縮とよびます。

教科書的には"関節拘縮は「関節外」の組織が原因の状態であるのに対して、「関節内」組織が原因となる状態は関節強直（joint ankylosis）という"とされていますが、厳密には区別は困難で、わずかに可動性のあるものを拘縮、可動性のほとんどないものを強直とよぶことが多いです。

## 原因別にみた関節拘縮の例

### 1. 骨折にともなう拘縮

#### ◆異所性骨化

異所性骨化とは、筋肉内などに本来存在しないはずの石灰化、骨化した組織ができる病態で、寛骨臼骨折を含む股関節骨折や肘関節骨折に多いですが原因は不明とされています。その他、脊髄損傷後や頭部外傷、熱傷後に生じやすいといわれています。出血後に損傷された軟部組織が足場となり石灰化が生じ、時間とともに骨化が進行するといわれており、十分な止血によって減少する可能性があります。術後に無理な他動運動を行った場合に生じることがあり、注意を要します。股関節周囲の異所性骨化でBrooker分類Ⅳ型（最重症）では、椅

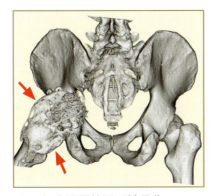

図1 ◆ 左股関節異所性骨化
（骨盤3D-CTを後方から）
30歳代、男性、左寛骨臼骨折術後。骨性強直の状態です。

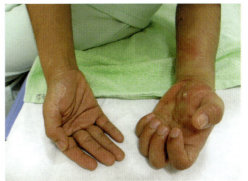

図2 ◆ 左フォルクマン拘縮
20歳代、男性、睡眠薬の大量服薬で左上肢が体幹に長時間下敷きになっていました。前腕部の腫脹、緊満感が著明で水疱形成があります。

子に座りにくいなどの症状が出ることがあり、手術を必要とすることがあります（図1）。

予防方法として非ステロイド性抗炎症薬（NSAIDs）や骨粗鬆症治療薬ビスホスホネート製剤の内服や術後早期の放射線照射などが報告されていますが、前者では骨癒合不全の合併症、後者では発がんのリスクもあり、国内では一部の施設で限定的にしか行われていません。

## ◆ フォルクマン拘縮

小児上腕骨顆上骨折の後遺症として有名です。成人でも前腕あるいは肘関節周囲の骨折、脱臼などの後の阻血性拘縮と神経障害（正中神経麻痺、尺骨神経麻痺、手掌部知覚障害など）をきたす後遺症をいいます。原因としては上腕動脈の循環障害や前腕コンパートメント症候群などが契機となります。阻血による症状は5Pとよばれ、pallor（蒼白）、pain（疼痛）、pulselessness（拍動消失）、paresthesia（知覚異常）、paralysis（麻痺）をさします。

いちばんの予防方法はフォルクマン拘縮をつくらないことです。よって、初期段階で診断でき除圧が行えれば合併症は最小限に抑えることができます。そのためには5Pのうちでpain（疼痛）に注目します。阻血による症状で最初に現れる症状だからです。術後患者が疼痛を訴えることは多いですが、通常と異なる疼痛の訴え、例えば鎮痛薬の効果がほとんどないなどの場合には、ほかの症状（5Pで疼痛以外の項目）も出ていないか確認してすぐに医師へ報告すべきです（図2）。

## ◆ ギプス固定による拘縮

長期間のギプス固定やギプスシーネ固定によって不良肢位で拘縮することがあります。関節軟骨は関節液で栄養されるので、動かさないと関節軟骨の変性や劣化が生じるといわれています。また、不動による関節包や靱帯の硬化も原因と考えられます。ギプス施行直後は良肢位であっても筋萎縮は急激に進行するため、ギプス内に隙間が生じて良肢位の保持は困難となります。一定期間以上の固定を避けるべきですが、やむをえず長期の固定が

必要な場合には、ギプスの適合性を診察しながら適宜巻き直す処置が必須です。

### ◆下肢コンパートメント症候群後の拘縮

下肢、とくに下腿にはコンパートメントとよばれる筋肉でできた区画が存在します。==骨折や圧挫後の血腫や腫脹で区画内圧の上昇をきたす病態をコンパートメント症候群==といいます。早急に筋膜切開術を行い内圧の減少を図りますが、時間を要した場合や除圧が不十分であった場合に後遺症として槌状足趾（hammer toe）や鷲爪足趾変形（claw toe）をきたすことがあります。これらの症状は深後方区画の症状で、初期には診断が困難で徐々に変形をきたしてくることが多いです（図3）。

### ◆手術創による拘縮

==同一部位を複数回手術し関節切開を行った場合、関節包の瘢痕化によって拘縮をきたす==ことがあります。皮膚のみならずほかの軟部組織も修復の過程で線維化・瘢痕化するため、組織の伸張性が失われ可動域の制限因子となります（図4）。

## 2. 骨折以外の原因による拘縮

### ◆Dupuytren拘縮

結合織性拘縮で、==手掌腱膜の肥厚によって手指が屈曲拘縮==をきたします。手術による腱膜切除や最近はコラゲナーゼ注射による治療方法も開発されています。

### ◆熱傷による拘縮

皮膚性拘縮です。保存的に治療した後に瘢痕化して、ひきつれたようになります。植皮術の後にも瘢痕（による）拘縮をきたすため、関節近傍の植皮には注意が必要です。瘢痕解除を目的にZ形成術などを必要とする症例があります。

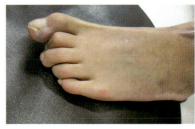

図3 ◆ 左claw toe変形（コンパートメント症候群の後遺症）
20歳代、男性、高所墜落で受傷しました。左下腿遠位部骨折、踵骨骨折の診断。

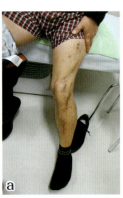
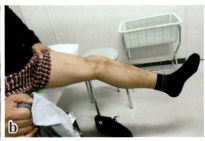
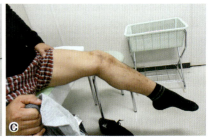

図4 ◆ 左膝関節拘縮
a：40歳代、男性、感染のため合計7回の手術を要し拘縮となりました。
b：左膝関節自動伸展位。
c：左膝関節自動屈曲位。

# 7 疼痛・複合性局所疼痛症候群

湘南鎌倉総合病院 外傷センター医長 **二村謙太郎**

## はじめに

　患者が骨折したらもっともつらいことは「痛み」です。骨折部に一致して激しい疼痛（pain）と圧痛（tenderness）を認めます。打撲でも圧痛を認めることはありますが、軸方向への圧迫による痛み（軸圧痛）を誘発することで骨折だと判断できます。ぶつけたり、転んだりして痛みがあるならば、積極的に骨折を疑うことが大切です。

### ナースの対応ポイント

**痛みがあれば骨折を疑いましょう！**

## なぜ骨が折れると痛いのか

　どうして骨折すると痛いのでしょうか？　簡単に説明すると、痛みの発生は2段階に分けられます。まず骨折が生じる際に、神経が通っている骨膜が破れることによって痛みが生じます。次に、骨折した骨の動揺性によって周囲の軟部組織（皮下組織、筋肉など）や神経を刺激することで痛みが生じます。

## 痛みに対して看護師がするべきことは

　急性期治療の一環として、患者のストレスを和らげるためにやるべきもっとも大切なことは除痛です。除痛ですから、当然鎮痛薬を処方しますが、それを直接行うのは医師です。では、看護師の立場でできることはなんでしょうか？　それは痛みの評価です。患者の痛みの評価をもっともしやすい立場にあるのは看護師です。おそらく看護師は、医師に比べて頻回にベッドサイドに足を運んで密にコミュニケーションをとっているかと思います。患者も、医師に言わない不安や細かい症状を訴えることでしょう。また、患者の体動時や体位変換時には、骨折部が不安定なら痛みを強く訴えるので、その際の経験から骨折部が安定しているかどうかを最初に判断できる立場にもあるでしょう。

整形外科看護 2018 春季増刊　271

最初は安定していても、包帯がずれてきたり、腫脹が引いてギプスがゆるくなってくると、安定性が損なわれ痛みが生じてくることがあるので経時的観察が必要です。骨折部が安定していないことによって、腫脹が増悪したり、神経血管損傷を合併したり、最悪の場合はコンパートメント症候群（第8章1、p246参照）などの二次損傷を惹起するおそれがあります。そのため、看護師が患者の痛みに敏感になって、評価しようとする姿勢は非常に重要となってきます。

　また、骨折による痛みは、発生当初の急性期だけでなく、治療のさまざまな段階で生じます。手術待機中の患者はもちろん、外来での保存治療中で骨がまだ癒合していない場合や、手術侵襲による痛みがある場合も解決しなくてはなりません。また、術後感染が生じた場合には、いったん消失した自発痛や圧痛が再発してきます。そのどの段階においても痛みの評価は重要です。

## ナースの対応ポイント

　「痛み」は骨折がグラグラと動揺している証拠です。二次損傷を回避するためにも、骨折部の安定化が得られているかの観察を怠ってはいけません。つまり、痛みの観察、評価が重要です。

## 骨折の痛みによる弊害とは

　骨折の痛みが強いと、患者は動けなくなり不動化を余儀なくされます。不動化による弊害はさまざまあります。動かないことで深部静脈血栓症が発症し、肺血栓塞栓症のリスクが高くなります。また、褥瘡が生じてしまいますし、末梢神経麻痺（とくに腓骨神経麻痺）が発症するおそれがあります。さらにはリハビリテーションの遅延のため、筋肉の廃用萎縮や骨粗鬆症、関節拘縮をきたしてしまいます。とくに高齢者や小児、意識障害のある患者では気を付けなくてはなりません。これらはすべて、痛みをコントロールすることで間接的に対応できるため、看護師の痛みの評価とそれに応じた迅速な対応は非常に重要となってきます。では具体的には、痛みをどのように評価するのでしょうか？

## ナースの対応ポイント

動かせるところは患者自身で動かしてもらい、離床に努めることで不動化による合併症を予防することが重要です。また、すでに生じている合併症にいち早く気付けるのは看護師です。

## 痛みの評価法

痛みはきわめて主観に左右される症状です。痛みの客観的な評価方法はいまだに確立されていません。

痛みの評価法として、Numerical Rating Scale（NRS）、Visual Analogue Scale（VAS）、Faces Pain Scale（FPS）などがあります（図1）。NRS は、痛みを0～10の11段階に分けて、痛みがまったくないものを0、最悪の痛みを10として、痛みの点数を問うもの

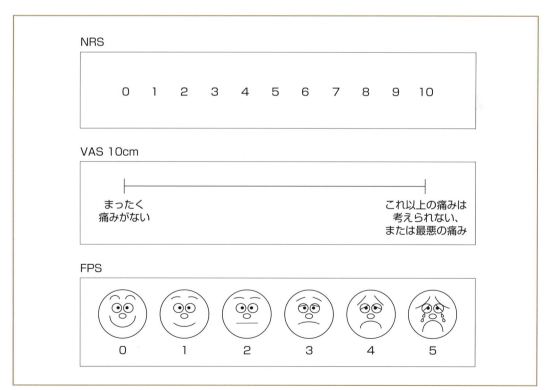

図1 ◆ 痛みの評価法

です。VAS は 10 cm のラインの左端を "痛みなし"、右端を "最悪の痛み" とした場合、患者に痛みの程度を表すところに印をつけてもらうものです。FPS は、現在の痛みにいちばん合う顔を選んでもらうことによって痛みを評価するもので、3 歳以上の子どもの痛みの自己評価において有用性が報告されています。しかしながら、痛み以外の気分を反映する可能性や段階が少なく、痛みを詳細に評価できない可能性があることなどが指摘されています。VAS は筆記用具が必要なことを考えると、実際の臨床の現場では NRS がもっとも使いやすいかもしれません。

これらのスコアで痛みの評価をすることによって、現状の痛みの程度を把握でき、痛みがあることによる弊害を早期に検知して対策を練ることができます。そして、最大の効用は、痛みが良くなっているか悪くなっているかの経時的変化を把握しやすくなるということです。つまり、行った除痛に対する効果判定を患者の生の声だけでなく、目で見てわかる記録として残せることが利点だと考えられます。ほかのスタッフに対する伝達手段としても非常に有用です。

## ナースの 対 応 ポイント

NRS などを使用して患者の痛みを評価する習慣を付け、効果的な疼痛対策がなされているかのチェックをしましょう。

## 複合性局所疼痛症候群

骨折などの外傷（手術や注射によるものを含む）に続発する持続性の痛みで、灼熱痛といわれる激しい痛みから軽度の痛みまで患者によって異なりますが、==原因と考えられる出来事にそぐわない痛みが出現する病態のことを複合性局所疼痛症候群（complex regional pain syndrome：CRPS）== と定義します。このうち末梢神経損傷をともなわないものを type I、ともなうものを type II と分類しています。

発生頻度は明らかにされておらず、診断が遅れると治療が困難になるとされていますが、難治性疾患ではありません。そのため、国際疼痛学会が定める診断基準（表1）[1] によって早期に診断し、専門医によって治療されることが重要です。治療法には、種々の薬物療法・理学療法（経皮的電気刺激療法や交代浴など）、交感神経ブロックなどがあります。

CRPS 発症の確立された予防法はないとされています。しかしながら、患者の除痛を怠ったり、患者が訴える痛みを心理的側面や社会的状況に起因すると安易に決めつけるこ

**表 1 ◆ 国際疼痛学会の複合性局所疼痛症候群の診断基準**

- 原因となる出来事（外傷や注射・手術）がある（＊）
- ＊に対して不釣り合いな持続性疼痛やアロディニア、痛覚過敏がある
  - アロディニア：皮膚に軽く触れたり、温度刺激で誘発される痛み
  - 痛覚過敏：軽度の痛み刺激で誘発される、ケガや治癒過程からは不釣り合いで説明困難な痛み
- ある時期における、痛みのある領域での腫脹・皮膚の血流の変化・以前は認めなかった異常発汗
- 痛みと機能障害の程度を説明できるほかの疾患や外傷が除外されている

（文献 1 より改変）

とは好ましくありません。それによって診断が遅延して、悲惨な経過をたどることだけは避けなくてはいけません。

## ナースの対応ポイント

CRPS は疑うことが重要です。

◆引用・参考文献

1）Stanton-Hicks, M. et al. Reflex sympathetic dystrophy：changing concepts and taxonomy. Pain. 63（1）, 1995, 127-33.

# 8 感染 / 骨髄炎

湘南鎌倉総合病院 外傷センター医長 **二村謙太郎**

## 骨の感染 "骨髄炎" とは

骨は皮質骨という周囲の硬い骨と、海綿骨という中身の軟らかい骨から成り立ちますが、それらが細菌感染した状態を骨髄炎といいます。もっとも多い起炎菌は黄色ブドウ球菌ですが、近年はメチシリン耐性黄色ブドウ球菌（methicillin-resistant *Staphylococcus aureus*：MRSA）による難治性骨髄炎が問題視されています。骨折に合併する骨髄炎を理解するには、まず閉鎖骨折（皮下骨折）に合併する骨髄炎と、骨折部が外界と交通してしまっている開放骨折に合併する骨髄炎に分けて考えるとイメージしやすいと思います。

## 骨髄炎になりやすい患者とは

閉鎖骨折に骨髄炎を合併する場合は、大きく分けて2つあります。1つめは、なんらかの先行感染や糖尿病・透析・ステロイド服用などの易感染性が基盤にあり、血行性に骨折部に細菌が移行して感染が発症する場合です。看護師はもれなく問診し、患者が感染、最悪の場合は骨髄炎を発症する危険性を有しているかどうかをあらかじめ知っておかなければなりません。

2つめは、手術による感染です。これは医師による対策が大半ですが、看護師としては、入院患者の体表や創部を経時的に観察することが大切です。その際には、腫脹や圧痛、発赤や熱感、浸出液の有無と性状を観察します。医師と密にコミュニケーションをとって情報共有しつつ、患者の現状を把握することが大切です。

## ナースの 対 応 ポイント

- 詳細な問診をして、易感染性（骨髄炎になりやすいか）のチェックをしましょう。
- 患者の体表や術後の創観察のチェックで骨髄炎のサインを見逃さないようにしましょう。

## 開放骨折はそれ自体が大きな危険因子

　開放骨折の詳細は第7章3（p237）に譲りますが、当然閉鎖骨折よりも圧倒的に深部感染（深い組織の感染）や骨髄炎の発症率は高くなります。もっとも重症度が高いとされる骨折部を皮膚や筋肉で閉鎖できない場合の深部感染の発症率は最大で約50％にも達するといわれており（図1）[1]、時に四肢切断など悲惨な転帰をたどります。骨折に骨髄炎を合併する場合、骨折が癒合していれば（くっついて治っていたら）骨に巣食った細菌を退治することに集中すればよいのですが、骨折が癒合していなかった場合は非常に厄介です。感染の治療と骨折の治療を同時に行わなければならないからです。この状態を==感染性偽関節==といい〔偽関節については第8章9（p281）参照のこと〕、こうなったらたいへんです。治療は長期間に及び、外科的治療を多数回重ねることも少なくありません。

　また、骨髄炎が関節の近くで発症した場合も厄介です。関節内に細菌が波及した場合は化膿性関節炎を発症し、ますます治療が困難になります。関節の軟骨は無血管野であり、血液で栄養されるのではなく、滑液という関節内の液体で栄養されます。したがって、抗菌薬の点滴の効果が乏しく、細菌は血が通わない場所を好むので繁殖に都合がよいことなどから治療に難渋します。

　骨髄炎の診断が遅れたり治療がうまくいかなかった場合には、血が通わない腐った骨（腐骨）が残ってしまいます。このように慢性化した状態を==慢性骨髄炎==といいます。易感染性の患者では、急性期に発見されずに慢性化した状態でなんらかのサインで発見されることがあります。この場合は骨腫瘍との鑑別を要します。

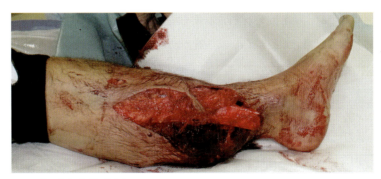

図1 ◆ 重症開放骨折

## ナースの **対応** ポイント

● 開放骨折は閉鎖骨折よりも骨髄炎を発症しやすいです。

● 骨髄炎と骨折が合併した状態を感染性偽関節といい、骨髄炎が関節に波及すると化膿性関節炎を発症してしまいます。

## 骨髄炎のサイン

　体表や創部などの局所所見以外にもいくつかの骨髄炎を疑わせるサインがあります。いわゆる全身状態の悪化です。医師のカルテでしばしば見かける全身状態（general condition）という決まり文句ですが、とても重要です。代表的な所見として、発熱や全身倦怠感、食欲低下などがあります。これらは骨髄炎に特異的な症状ではありませんが、とくに骨折の術後患者ではつねに意識しなくてはなりません。

　血液検査も重要です。白血球数やCRP値の上昇はもちろんですが、時間が経過して慢性骨髄炎の状態に移行すると、骨の破壊が進行し骨型アルカリホスファターゼが上昇することがあります。

　骨が細菌によって食い荒らされるため、X線やCTでは骨透亮像や膿瘍の貯留が認められます（骨は溶けて、膿でドロドロの状態になります、図2）。虫歯をイメージするとわかりやすいのではないでしょうか。

　確定診断は、病巣と疑われている骨を細菌検査に提出することによって得られます。また、病理検査で腐骨が見つかれば診断の助けにもなるでしょう。

## ナースの **対応** ポイント

● 局所ばかりにとらわれないで、発熱・全身倦怠感・食欲低下などの全身状態にも気を配りましょう。患者がグッタリしていたら要注意です。

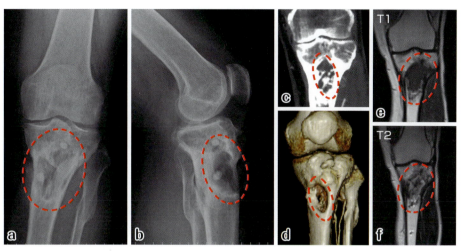

**図2 ◆ 重症開放骨折**
X線（a〜c）とCT（d）で脛骨近位に骨透亮像を認めており、MRIではT1強調画像（e）で低吸収域、T2強調画像（f）では膿瘍の存在のため高吸収域の混在を認めます。

## 骨髄炎の場所と範囲

骨髄炎の感染巣の場所と範囲による分類が報告されています（図3）[2]。これによって重症度の目安をつけることができます。TypeⅠは骨髄内の小さな範囲の感染です。Type

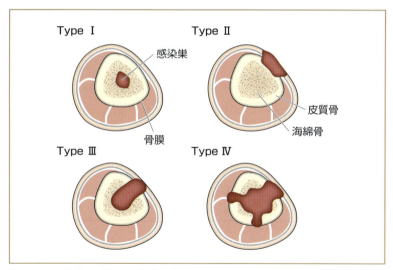

**図3 ◆ 骨髄炎の範囲を表す分類**
TypeⅠ：骨髄内の小さな範囲の感染です。
TypeⅡ：感染巣が皮質骨から皮下組織・皮膚に及び、しばしば瘻孔を形成します。
TypeⅢ：TypeⅡに隣接する海綿骨にも感染が波及しています。
TypeⅣ：病巣が骨全体に及んでいます。

（文献2より改変）

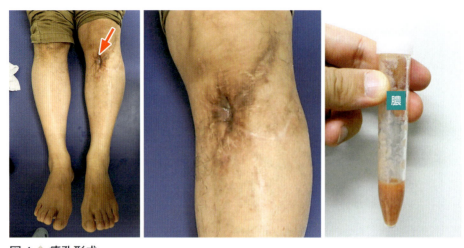

**図4 ◆ 瘻孔形成**
脛骨骨折術後に骨髄炎を発症した症例。皮膚に瘻孔（→）を形成し、そこから排膿しています。

Ⅱは感染巣が皮質骨から皮下組織・皮膚に及びます。病巣が皮膚まで及んで、骨髄内の膿が噴き出してきた状態を瘻孔形成とよび、骨髄炎に特徴的な所見です（**図4**）。Type ⅢはType Ⅱに隣接する海綿骨の感染もともなうので重症度が上がります。Type Ⅳは病巣が骨全体に及んだ状態で、骨髄炎がもっとも進行した状態です。

## 骨髄炎の治療法

患部の安静と抗菌薬投与が基本ですが、治癒が困難と判断したら、外科治療を選択しなくてはなりません。具体的には、数回に及ぶ洗浄と病巣を切除します。骨折がある場合は、感染がコントロールされていれば骨接合術を考えなくてはなりません。

◆引用・参考文献
1) Gustilo, RB. et al. Problems in the management of type Ⅲ (severe) open fractures : a new classification of type Ⅲ open fractures. J Trauma. 24(8), 1984, 742-6.
2) Cierny, G. 3rd. et al. A clinical staging system for adult osteomyelitis. Clin Orthop Relat Res. 414, 2003, 7-24.

# 9 偽関節／遷延癒合

湘南鎌倉総合病院 外傷センター医長　二村謙太郎

## 骨折が治る時期は？

　折れた骨がくっつくことを骨癒合といいます。一方で、常識的な骨癒合の時期を過ぎても骨癒合しない状態を遷延癒合といいます。遷延癒合の段階では、骨はまだくっつこうとしています。原因を解決することによって、骨癒合に至る可能性があります。そして、"最終的に骨がくっつかなかった"と判断された状態を偽関節といいます。実は正常の骨癒合時期に対する明確な定義がないために、このような"常識的な骨癒合時期"という曖昧な表現になってしまいます。とはいえ、目安は必要ですね。一般的には受傷して3カ月経過した時点で骨癒合が得られない場合には遷延癒合と判断され、6カ月経過した時点でも骨癒合が得られないと偽関節という診断になります。

> **ナースの対応ポイント**
>
> 　3カ月の時点で骨癒合が得られていない場合を"遷延癒合"、6カ月の時点でも骨癒合が得られていない場合を"偽関節"といいます（大まかな指標です）。

## 骨折が治らない割合は？

　偽関節の発生頻度は全骨折の6.9%[1]で、開放骨折に限ると20%に上昇する[2]と報告されています。開放骨折では骨癒合のための環境が悪いため、偽関節になりやすいのです。環境が悪いというのは、骨折部周辺の軟部組織（骨膜や筋肉など）からの血行性の栄養が途絶えている状態を意味します。

## ナースの対応ポイント

　大まかな偽関節発生率は一けた％ですが、開放骨折になると二けた％に達するというイメージです。

## 骨癒合しにくい原因とは？

　偽関節を発症しやすい3つの代表的な骨折に、大腿骨頚部骨折と距骨頚部骨折と舟状骨骨折があります。これらの骨折の詳細な説明は別項に譲りますが、偽関節になりやすい共通の原因があります。それは、表面の大半が軟骨で占められ、筋肉や靭帯がほとんど付着していないということです。軟骨面は関節内の液体である滑液で栄養されており、血管が入り込んで栄養しているわけではありません。また、筋肉や靭帯が付着していないということは、血行が乏しいことを意味しています。つまり、これらの骨折はもともと骨癒合しにくい背景が潜んでいるということになります。医師のインフォームドコンセントにおいても、偽関節の発症率が高いという内容が必ず患者に伝えられているはずです。このような解剖学的な理由以外で、偽関節になりやすい患者因子でよく知られているものに糖尿病と喫煙があります。これらの詳細なメカニズムは割愛しますが、糖尿病の既往歴や喫煙の生活歴がある骨折患者では、入院中の生活指導のなかに組み込んでおくべき重要な項目です。

　また、骨折の手術が原因で偽関節が発症してしまう場合が3つあります。1つめは感染です。感染を発症することによって骨癒合に不利な血行不良な環境になります。2つめは手術そのものによる骨折部や周囲の組織へのダメージです。これを手術侵襲といいます。最後は、骨折の不十分な固定です。当たり前ですが、骨折が安定していないのですから骨はくっつきません。

## ナースの対応ポイント

- ●3大偽関節発症部位は大腿骨頚部・距骨頚部・舟状骨です。
- ●偽関節の患者因子として、糖尿病と喫煙がよく知られています。
- ●偽関節の手術因子として、感染・手術侵襲・固定力不足があります。

## 偽関節の種類を整理してみよう！（表1）

　基本的には偽関節の診断は、医師がX線を見て行うことになります。患者に症状がなくても画像で診断がつくこともあれば（多くは鎖骨や前腕など上肢）、患者が痛みを訴えてから画像を見て診断がつくこともあります（多くは荷重する下肢）。同じ偽関節という診断名でも、その**種類によって治療方針が違います**。そのため、医師は偽関節と診断したとき、どういう種類の偽関節なのかを判断しなくてはなりません。

　すでに述べましたが、手術をしようがギプスなどの保存治療をしようが、骨折がグラグラと不安定ならば骨は癒合しません。このような**不安定なために生じる偽関節を肥厚性偽関節**といいます。X線写真の特徴は**骨折部の両断端は盛り上がっているけれど、骨折線ははっきりと見えている**ことです（図1）。治療は、**不足している固定力をアップしてあげる**と骨が癒合します。

　2つめもすでに述べましたが、骨折部の栄養環境が不良なために十分な血液供給が得られないと骨は癒合しません。このような**血流不全によって生じる偽関節を萎縮性偽関節**といいます。X線写真の特徴は、**骨折部の両断端は先細りで、当然骨同士はくっついていない状態**です。治療は、**血流豊富な新鮮な骨（骨盤の腸骨など）を骨折の隙間に移植する**ことで骨は癒合します（図2）。この場合、当然固定力が不足していないことは大前提です。萎縮性偽関節の場合は、血流がない骨（出血しない骨）を切除しなくてはなりません。そのため、骨折部に生じた隙間に応じてさまざまな治療が選択されます。ところで、萎縮性

**表1 ◆ 肥厚性偽関節と萎縮性偽関節の特徴と治療法**

| | シェーマ | 特徴 | 治療 |
|---|---|---|---|
| 肥厚性偽関節 | | 旺盛な仮骨が認められますが、骨折線は明確に残存しています。つまり、骨折部の血流は温存されており、骨には癒合する能力があります。画像所見は象の足のように見えるので、エレファントフットとよぶことがあります。 | 固定力をアップします<br>➡保存治療から外科治療に変更<br>➡さらに固定力が上がる手術を追加 |
| 萎縮性偽関節 | | 旺盛な仮骨が認められず、骨折部には隙間が認められます。骨折部の血流は不足しており、骨は癒合する能力がありません。<br>手術侵襲や感染による骨折部周囲の不良環境（血液供給が乏しい）によって発症します。 | 血流をアップします<br>➡骨を移植する（固定力が不足している場合は、固定力をアップする手術も同時に行います） |

整形外科看護 2018 春季増刊　283

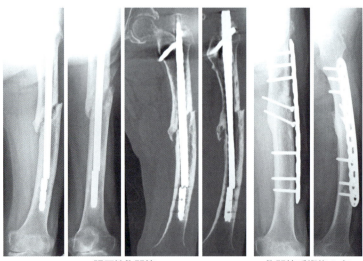

肥厚性偽関節　　　　　偽関節手術後1年

**図1 ◆ 肥厚性偽関節のX線写真**
不十分な固定のために肥厚性偽関節となった結果、インプラントが破損した症例です。偽関節手術によって固定力をアップさせて、1年後には骨癒合しています。

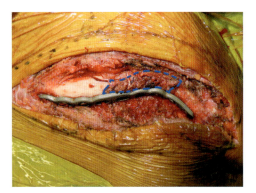

**図2 ◆ 萎縮性偽関節の手術治療**
不十分な固定と血流不全のために萎縮性偽関節となった鎖骨骨折に対して、骨移植とプレート固定を施行した症例です（▢：移植された骨盤の腸骨）。

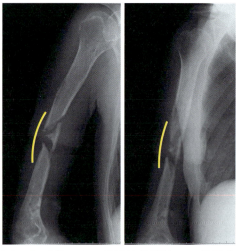

**図3 ◆ 感染による萎縮性偽関節のX線写真**
上腕骨骨折術後に敗血症となり、感染による萎縮性偽関節に至った症例です。写真はインプラントが除去された状態です。骨折部（――）の両断端は萎縮して先細りなのがわかります。

　偽関節はどのような状況で起こり得るでしょうか？　今までの内容を理解していれば答えていただけるでしょう。そうです、==感染や手術侵襲が原因の場合に萎縮性偽関節が生じます==。血流が不足しているからです。とくに感染性偽関節は、広範囲の血が通わない骨（腐骨）を切除するため、治療も非常にむずかしくなります（図3）。

## ナースの対応ポイント

- 偽関節には肥厚性偽関節と萎縮性偽関節があります。
- 肥厚性偽関節は固定力をアップしてあげれば骨癒合します（シーネからギプス、ギプスから手術への変更など）。
- 萎縮性偽関節は血流豊富な骨を移植することで骨癒合しますが、感染による萎縮性偽関節の場合は、切除する腐骨の量が多いため治療に難渋します。

◆引用・参考文献

1）Phieffer, LS. et al. Delayed unions of the tibia. J Bone Joint Surg Am. 88（1）, 2006, 206-16.
2）Sen, MK. et al. Autologous iliac crest bone graft：should it still be the gold standard for treating nonunions? Injury. 38（Suppl 1）, 2007, S75-80.

# INDEX

## 数字・欧文

5P 246,269
Abbreviated Injury Scale 231
ABI 261
AIS 231
ALP 79
ankle-brachial index 261
AO分類 19
claw toe 270
Colles骨折 94
complex regional pain syndrome 274
Corona mortis 218
CPM 174
CRPS 274
damage control orthopedic 234
DCO 234
deep vein thrombosis 263
distal radioulnar joint 89
DRUJ 89
Dupuytren拘縮 270
DVT 263
early total care 234
ETC 234
Faces Pain Scale 273
FPS 273
Fromentサイン 256
Galeazzi骨折 89
Gustilo Anderson分類 238
Gustilo分類 23
hammer toe 270
hip fracture 120
Letournel分類 217
load sharing classification 182
MIPO 63,135
Monteggia骨折 89
Neer分類 68
NRS 273
Numerical Rating Scale 273

ORIF 63
perfect O 256
POR法 64
PPCR法 64
preventable trauma death 232
preventable trauma disability 233
proximal radioulnar joint 89
PRUJ 89
PTB装具 145
PTD 232,233
PTE 263
pulmonary thromboembolism 263
RICE 143
SFN 126
short femoral nail 126
SHS 125
SLIC 180
sliding hip screw 125
Smith骨折 94
SOMI装具 188
Subaxial Injury Classification 180
TBW 82
TEA 80
Tension band wiring 82
Terrible triad損傷 84
TFCC 89
Thoracolumbar AOspine injury score 181
Tinel徴候 255
TL AOSIS 181
total elbow arthroplasty 80
triangular fibrocartilage complex 89
VAS 273
venous thromboembolism 263
Virchowの三徴 264
Visual Analogue Scale 273
Volkmann拘縮 246

VTE 263
Young & Burgess分類 223

## あ

萎縮性偽関節 283
異所性骨化 268
一次骨癒合 15
イリザロフ創外固定 51,140
ウェーバー牽引 209
遠位 8
遠位橈尺関節 89
横骨折 18
オステオン 9

## か

外固定 27
外転枕 168
解剖頚 66
海綿骨 9
嗅ぎタバコ窩 98
架橋仮骨 12
仮骨 12
下垂手 72,255
下腿コンパートメント症候群 166
化膿性関節炎 277
寛骨臼骨折 215
関節外骨折 19
間接的骨癒合 13
関節内骨折 19,22
完全関節内骨折 19
感染性偽関節 277
機能肢位 116
急性塑性変形 195
距骨骨折 153
近位 8
近位橈尺関節 76,89
脛骨近位部骨折 139
脛骨プラトー骨折 139
外科頚 66
結合仮骨 12

# INDEX

| | |
|---|---|
| 楔状骨折 | 18 |
| 減張切開 | 248 |
| 骨化性筋炎 | 210 |
| 骨幹部骨折 | 21 |
| 骨間膜 | 89 |
| 骨髄仮骨 | 12 |
| 骨性マレット指 | 104 |
| 骨折治療の3原則 | 27 |
| 骨折病 | 114 |
| 骨端線 | 195 |
| 骨盤輪骨折 | 222 |
| 骨膜 | 11 |

## さ

| | |
|---|---|
| 最小侵襲プレート骨接合術 | 63 |
| 三角線維軟骨複合体 | 89 |
| 死冠 | 218 |
| 膝蓋骨骨折 | 136 |
| 斜骨折 | 18 |
| 尺骨神経麻痺 | 256 |
| 舟状骨骨折 | 98 |
| 舟底様変形 | 158 |
| 種子骨 | 8 |
| 症候性肺血栓塞栓症 | 263 |
| 踵骨骨折 | 157 |
| 小転子 | 124 |
| 静脈血栓塞栓症 | 263 |
| 上腕骨遠位端関節内骨折 | 78 |
| 上腕骨遠位端骨折 | 77 |
| 上腕骨外側顆骨折 | 200 |
| 上腕骨顆上骨折 | 197 |
| 上腕骨通顆骨折 | 77 |
| 人工骨頭 | 126 |
| 人工骨頭置換術 | 71 |
| 人工橈骨頭置換 | 88 |
| 人工肘関節全置換術 | 80 |

| | |
|---|---|
| 脆弱性骨折 | 120 |
| 正中神経麻痺 | 255 |
| 成長軟骨板 | 195 |
| 前腕コンパートメント症候群 | 109 |
| 足関節果部骨折 | 147 |
| 足関節天蓋骨折 | 147 |
| 即時内固定 | 234 |

## た

| | |
|---|---|
| 大腿骨遠位部骨折 | 133 |
| 大腿骨近位部骨折 | 120 |
| 大転子 | 124 |
| 短骨 | 8 |
| 単純骨折 | 18 |
| 中手骨骨折 | 101 |
| 肘頭骨折 | 81 |
| 長管骨 | 8,18 |
| 直接的骨癒合 | 15 |
| 槌指変形 | 104 |
| 槌状足趾 | 270 |
| テンションバンドワイヤリング | 82 |
| 頭蓋直達牽引 | 188 |
| 橈骨遠位端骨折 | 117 |
| 橈骨頚部骨折 | 84 |
| 橈骨神経麻痺 | 72,255 |
| 橈骨頭骨折 | 84 |
| 等尺性運動 | 172 |
| 等張性運動 | 172 |
| トライアングル構造 | 77 |

## な・は

| | |
|---|---|
| 内固定 | 27 |
| 二次骨癒合 | 13 |
| パッシブストレッチテスト | 248 |
| ハバース管 | 9 |

| | |
|---|---|
| 破裂骨折 | 178 |
| 肥厚性偽関節 | 283 |
| 腓骨神経麻痺 | 256 |
| 皮質骨 | 9 |
| 錨着仮骨 | 12 |
| ピロン骨折 | 147 |
| フォルクマン拘縮 | 246,269 |
| 複雑骨折 | 18 |
| 不顕性骨折 | 124 |
| 防ぎえた外傷死 | 232 |
| 防ぎえた機能障害 | 233 |
| 部分関節内骨折 | 19 |
| ブライアント牽引 | 209 |
| 振り子運動 | 115 |
| 扁平骨 | 8 |

## ま・や

| | |
|---|---|
| マレット変形 | 104 |
| モールディング | 91 |
| やぐらいらず | 243 |

## ら

| | |
|---|---|
| 螺旋骨折 | 18 |
| リバース型人工肩関節置換術 | 71 |
| リモデリング | 9 |
| 隆起骨折 | 195 |
| 良肢位 | 116 |
| 輪状靭帯 | 89 |

## わ

| | |
|---|---|
| 若木骨折 | 195 |
| 鷲爪足趾変形 | 270 |
| 腕尺関節 | 76 |
| 腕橈関節 | 76 |

## 読者の皆さまへ

### ●増刊のご感想・ご提案をお待ちしています

　このたびは本増刊をご購読いただき、誠にありがとうございました。

　編集室では、今後いっそう皆様のお役に立てる増刊の刊行を目指してまいります。本書に関するご感想やご提案等がございましたら、ぜひ編集室までお寄せください。

### ●整形外科看護誌へのご投稿など

　月刊誌・整形外科看護では、常時皆様からのご投稿やご質問、ご感想などをお待ちしております。詳しくは整形外科看護誌をご覧ください。

### ●ご送付先

〒 532-8588　大阪市淀川区宮原 3-4-30 ニッセイ新大阪ビル 16F
株式会社メディカ出版　整形外科看護編集室
E-mail：seikeigeka@medica.co.jp　FAX：06-6398-5068/5071

---

**整形外科看護　2018 年春季増刊（通巻 291 号）**

決定版！　もう苦手とは言わせない

## まるごと骨折　これ 1 冊

美しい解剖図 71 点 あらゆる骨折 29 疾患 必須の骨折ケア・リハビリテーション

---

| | |
|---|---|
| 2018 年 5 月 10 日 発行 | 編　　集　　塩田直史 |
| | 発 行 人　　長谷川素美 |
| | 編集担当　　永山萌恵／清水洋平／細川深春 |
| | 発 行 所　　株式会社メディカ出版 |
| | 　　　　　　〒 532-8588　大阪市淀川区宮原 3-4-30 |
| | 　　　　　　　　　　　　ニッセイ新大阪ビル 16F |
| | 編　　集　　　　　TEL　06-6398-5048 |
| | お客様センター　TEL　0120-276-591 |
| | 広告窓口／総広告代理店 株式会社メディカ・アド |
| | 　　　　　　　　　　　　TEL　03-5776-1853 |
| | e-mail　seikeigeka@medica.co.jp |
| | URL　https://www.medica.co.jp |
| | 編集協力　　有限会社エイド出版 |
| | デザイン　　松橋洋子 |
| | イラスト　　スタジオ・エイト／福井典子 |
| 定価（本体 4,000 円＋税） | 印刷製本　　株式会社シナノ パブリッシング プレス |

---

・無断転載を禁ず。
・乱丁・落丁がありましたら、お取り替えいたします。
・本誌に掲載する著作物の複製権・翻訳権・翻案権・上映権・譲渡権・公衆送信権（送信可能化権を含む）は株式会社メディカ出版が保有します。
・JCOPY〈(社) 出版者著作権管理機構 委託出版物〉
　本書の無断複写は著作権法上での例外を除き禁じられています。複写される場合は、そのつど事前に、(社) 出版者著作権管理機構（電話 03-3513-6969、FAX 03-3513-6979、e-mail：info@jcopy.or.jp）の許諾を得てください。

Printed and bound in Japan　　ISBN978-4-8404-6370-6